DIGIUNO INTERMITTENTE PER LE DONNE SOPRA I 50 ANNI

Come perdere peso e

bruciare i grassi dopo la menopausa

con un metodo scientifico del

metabolismo in 5 fasi e

rallentare l'invecchiamento

con facili strategie

Francesca Parodi

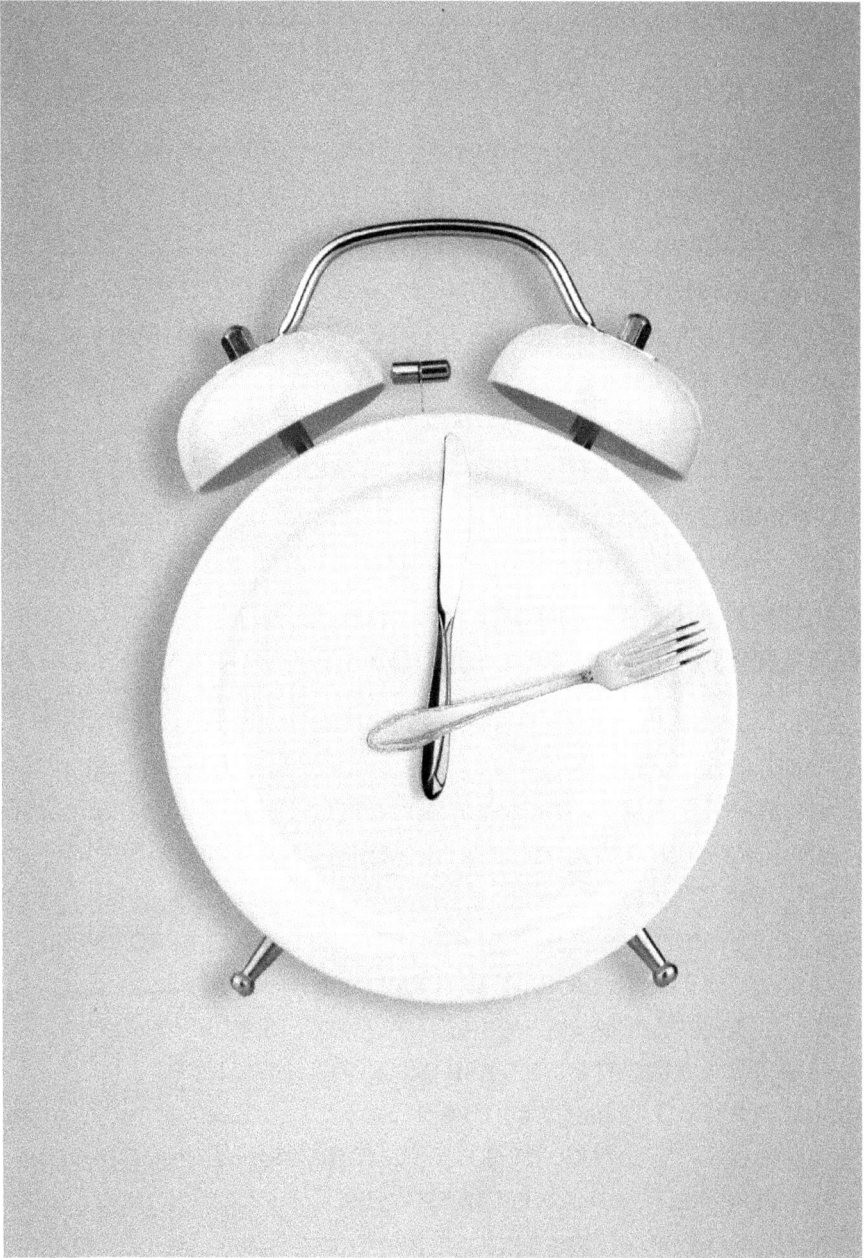

Tabella dei contenuti

Introduzione

Il digiuno intermittente è uno dei fenomeni di salute e benessere più influenti al mondo in questo momento. Le persone lo stanno usando per perdere peso, rafforzare il loro benessere e facilitare la loro vita.

Cos'è il digiuno intermittente? Il digiuno intermittente è una forma di alimentazione che alterna tempi di digiuno e tempi di alimentazione. Non ti dice quali cibi consumare, ma piuttosto quando puoi mangiarli. In questo modo, è più giustamente definito come uno stile alimentare piuttosto che una dieta nel senso comune. Il digiuno regolare per 24 ore o il digiuno di 16 ore due volte alla settimana sono due pratiche popolari di digiuno intermittente.

Gli esseri umani hanno praticato il digiuno fin dall'inizio dei tempi. Supermercati, frigoriferi e cibo per tutto l'anno non erano disponibili per gli antichi cacciatori-raccoglitori. Non riuscivano a trovare nulla da consumare. Di conseguenza, gli esseri umani si sono adattati per essere in grado di sopravvivere per lunghi periodi senza cibo.

Il digiuno è stato osservato per migliaia di anni. È stato usato per aumentare la concentrazione, prolungare la vita, ridurre il morbo di Alzheimer, prevenire la tolleranza all'insulina e persino invertire il fenomeno dell'invecchiamento.

Il DI può essere ottenuto in diversi modi, ma spesso includono la separazione della giornata o della settimana attraverso i tempi di alimentazione e di digiuno.

I seguenti sono i metodi più usati:

- **L'approccio 16/8**. La procedura Lean gains significa anche saltare la colazione e ridurre l'alimentazione quotidiana a 8 ore, ad esempio dalle 13 alle 21. Dopodiché, si fa il rondò per 16 ore.

- **Eat-Stop-Eat**: Questo significa digiunare per 24 ore una volta, forse due volte alla settimana, come ad esempio non alimentare la cena un giorno alla cena del giorno successivo.

- **La dieta 5:2:** In due giorni non consecutivi della settimana, si ingeriscono solo 500-600 calorie, poi si mangia regolarmente nei restanti cinque giorni.

Queste strategie possono aiutarvi a perdere peso abbassando il vostro consumo di calorie, a condizione che non compensate consumando molto di più durante le ore in cui si mangia.

Molti individui trovano che l'approccio 16/8 sia il più semplice, a lungo termine e veloce da adottare. È anche il più conosciuto.

I vantaggi del digiuno intermittente per la salute sono dovuti al miglioramento dei livelli ormonali, della struttura cellulare e dell'espressione genica.

I livelli di ormone della crescita umana aumentano mentre i livelli di insulina diminuiscono durante il digiuno. Le cellule del corpo alterano anche l'espressione genica e attivano processi critici di riparazione cellulare. Il digiuno intermittente ha una lunga lista di vantaggi, dalla riduzione del peso al miglioramento della concentrazione mentale, molti dei quali sono supportati dalla scienza. Questo metodo alimentare è ideale per alcune donne, ma che dire di quelle di noi che sono in menopausa o in post-menopausa?

Quando una donna entra nei suoi 40 e 50 anni, i suoi ormoni sessuali cominciano spontaneamente a diminuire quando le ovaie smettono di rilasciare progesterone ed estrogeni, il che causa la cessazione delle mestruazioni. La menopausa è descritta come una donna che non ha le mestruazioni per 12 mesi di fila.

Le donne possono diventare meno ricettive all'insulina dopo la menopausa, quindi possono avere difficoltà a consumare zucchero e carboidrati lavorati; tale transizione metabolica è nota come resistenza all'insulina, ed è spesso accompagnata da esaurimento e problemi di sonno.

Fortunatamente, le persone possono utilizzare il digiuno intermittente per aiutarle a navigare sulle ripide montagne russe della menopausa. Se ti senti esausta, la tolleranza all'insulina o l'aumento di peso come conseguenza della menopausa, potresti voler fare un tentativo.

Il digiuno intermittente funziona su tutti i lati del calcolo delle calorie. Aumenta il tasso metabolico (calorie spese), diminuendo così la quantità di cibo che si consuma (riduce le calorie).

Negli ultimi decenni, il diabete di tipo 2 è diventato estremamente diffuso. I livelli elevati di zucchero nel sangue, nel senso di resistenza all'insulina, sono la caratteristica più evidente.

Qualcosa che abbassa la tolleranza all'insulina e protegge dal diabete di tipo 2 può aiutare ad abbassare i livelli di zucchero nel sangue. Il digiuno intermittente è stato trovato per avere benefici significativi per la tolleranza all'insulina e per provocare una diminuzione significativa dei livelli di zucchero nel sangue. Il digiuno intermittente ha dimostrato di abbassare la glicemia a digiuno dal 3 al 6 per cento e l'insulina a digiuno dal 20 al 31 per cento negli studi sull'uomo.

Cosa si dovrebbe mangiare quando si pratica il digiuno intermittente? Non ci sono specifiche o limitazioni sul tipo di cibo da consumare quando si pratica il digiuno intermittente. Tuttavia, è improbabile che i benefici dell'IF si accompagnino a pasti consistenti di Big Mac.

Una dieta ben bilanciata è un segreto per perdere peso, mantenere i livelli di energia e attenersi alla dieta. Chiunque cerchi di ridurre il peso dovrebbe mangiare cibi densi di nutrienti come verdure, frutta, noci, cereali integrali, semi, fagioli, proteine magre e latticini.

Le nostre linee guida saranno in qualche modo simili agli alimenti. Di solito prescriviamo per una migliore salute - cibi integrali non trasformati, ad alto contenuto di fibre, che forniscono sapore e qualità.

Per dirla in un altro modo, se consumate molti degli alimenti menzionati in questo libro, non avrete fame durante il digiuno. Alla fine della giornata, l'approccio giusto è qualcosa che puoi gestire e mantenere nel tempo senza causare effetti dannosi per la salute. Questo libro è una guida completa sulle strategie di digiuno intermittente, su come queste strategie sono benefiche per le donne oltre i 50 anni e su come portano a uno stile di vita sano.

Capitolo 1: Digiuno intermittente

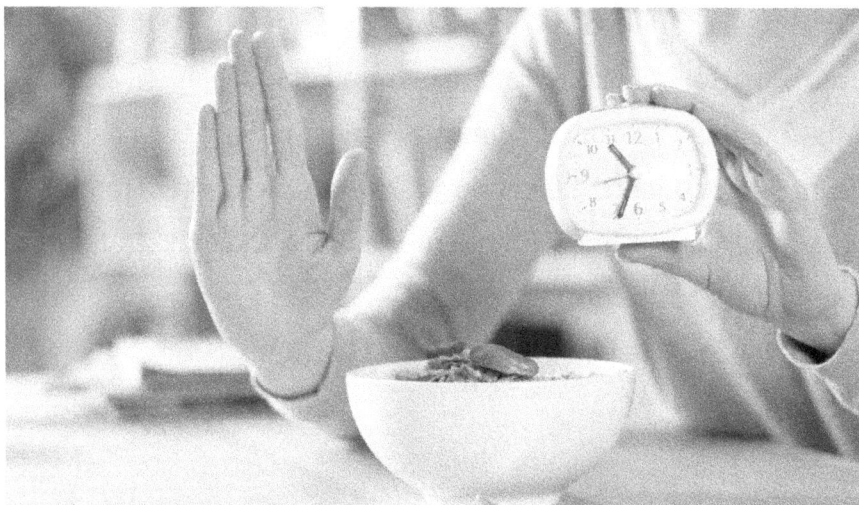

Il digiuno intermittente è uno dei fenomeni di salute e benessere più influenti al mondo in questo momento. Le persone lo stanno usando per perdere peso, rafforzare il loro benessere e facilitare la loro vita. Diverse ricerche hanno dimostrato di avere forti effetti sul cervello e di aiutare a vivere più a lungo.

Questa è la guida completa al digiuno intermittente per i principianti.

1.1 Cos'è il digiuno intermittente e come funziona?

Il digiuno intermittente è una forma di alimentazione che passa dal digiuno al pasto.

Non ti dice i cibi da consumare, ma piuttosto quando puoi mangiarli.

In questo modo, è più appropriato definirlo come uno stile alimentare piuttosto che una dieta nel senso comune.

Il digiuno regolare per 24 ore o il digiuno di 16 ore due volte alla settimana sono due pratiche popolari di digiuno intermittente.

Gli esseri umani hanno praticato il digiuno fin dall'inizio dei tempi. Supermercati, frigoriferi e cibo per tutto l'anno non erano disponibili per gli antichi cacciatori-raccoglitori. Non riuscivano a trovare nulla da consumare.

Di conseguenza, gli esseri umani si sono adattati per essere in grado di sopravvivere per lunghi periodi senza cibo.

Il digiuno è, in effetti, più normale che consumare regolarmente 3-4 (o più) pasti al giorno.

Il digiuno è anche osservato nel cristianesimo, nell'islam, nel buddismo e nell'ebraismo per ragioni spirituali o religiose.

1.2 Storia del Fasting

Il digiuno è stato osservato per migliaia di anni. È stato usato per aumentare la concentrazione, prolungare la vita, ridurre il morbo di Alzheimer, prevenire la tolleranza all'insulina e persino invertire il fenomeno dell'invecchiamento. C'è molto da coprire qui, quindi apriremo un nuovo segmento intitolato "Digiuno".

A parte ciò che è stato trascurato, non c'è niente di diverso - Maria Antonietta

E il problema trascurato della perdita di peso è: "Quando mangiamo?". Non trascuriamo il tema della frequenza in nessun altro modo. Cadere da un palazzo di 1000 piedi ci distruggerebbe quasi certamente. Ma è lo stesso che cadere 1000 volte da un muro di un metro? Certamente no. Nonostante questo, la distanza complessiva percorsa è ancora 1000 miglia.

In una certa misura, tutti gli alimenti aumentano i livelli di insulina. Mangiare gli alimenti giusti aiuterà ad evitare livelli elevati, ma non vi aiuterà ad abbassarli. Anche se alcuni alimenti sono più sani di altri, nel frattempo tutti gli alimenti innalzano i livelli di insulina. Il trucco per evitare la resistenza all'insulina è quello di mantenere quotidianamente livelli di insulina estremamente bassi. Se tutti gli alimenti aumentano i livelli d'insulina, l'unica opzione è la totale astinenza volontaria dalla dieta. In poche parole, la soluzione che stiamo cercando è il digiuno.

Digiuno

La soluzione a questo perplesso dilemma si trova nel provato e sperimentato, non nel nuovo e più grande modello di dieta. Dovremmo concentrarci sugli antichi rituali medicinali del passato piuttosto che cercare una cura dietetica esotica e mai provata prima. Il digiuno è uno dei primi rituali curativi conosciuti dall'umanità. Quasi tutte le società e le fedi del mondo hanno usato questo approccio.

Quando si parla di digiuno, tutti sgranano gli occhi. C'è la carestia? È questa la soluzione? No, non è vero. Il digiuno è un fenomeno completamente separato. La mancanza spontanea di cibo è conosciuta come fame. Non è né pianificata né orchestrata. Le persone affamate non hanno idea di dove o quando apparirà il loro prossimo cibo. Il digiuno, dall'altra parte, è l'astensione volontaria dal cibo per scopi morali, nutrizionali o altri. È il contrasto tra tentare il suicidio e morire di vecchiaia. Le due parole non possono mai essere usate in modo intercambiabile. Il digiuno può essere realizzato con poche ore o con molti mesi. Il digiuno è, per certi versi, una funzione dell'esistenza quotidiana. Il cibo che conclude il digiuno - che viene eseguito ogni giorno - viene chiamato "colazione".

Il digiuno è uno dei rituali di guarigione più antichi e più comunemente seguiti al mondo. Ippocrate di Cos (c. 460-c. 370 a.C.) è generalmente conosciuto come l'inventore della medicina moderna. Il digiuno e l'assunzione di aceto di sidro di mele furono due dei rimedi che egli sostenne e promosse. Consumare mentre si è malati significa alimentare la propria malattia, diceva Ippocrate. Plutarco, un antico scrittore e autore greco, ripeteva questi sentimenti. "Piuttosto che utilizzare farmaci, meglio digiunare oggi", diceva. Platone e il suo allievo Aristotele, entrambi antichi filosofi greci, erano entusiasti sostenitori del digiuno.

Le cure ospedaliere possono essere osservate in natura, secondo gli antichi greci. Quando gli esseri umani, come altre specie, si ammalano, non si nutrono. Il digiuno si è guadagnato il soprannome di "medico interno". Quando cani, gatti e adulti sono malati, questo "istinto" di digiuno li porta a diventare anoressici. Questa è una sensazione che quasi tutti hanno avuto. Prendetevi un minuto per ricordare l'ultima volta che avete avuto l'influenza. Mangiare era forse l'ultimo dei vostri pensieri. Di conseguenza, il digiuno sembra essere un impulso umano universale in risposta a varie malattie. Il digiuno è quindi radicato nella società umana ed è antico come la storia stessa.

Gli antichi greci ritenevano che il digiuno migliorasse le capacità cognitive. Considerate l'ultima volta che avete mangiato una grande cena del Ringraziamento. Vi siete mai sentiti più energici e centrati dopo? O vi siete sentiti invece sonnolenti e un po' intontiti? È più che sicuramente la seconda. Per far fronte all'enorme afflusso di calorie, il sangue viene reindirizzato al tratto digestivo, permettendo meno sangue per il cervello. L'effetto finale è un coma nutrizionale.

Alcuni giganti dell'erudizione hanno spesso raccomandato il digiuno. "Il digiuno è la migliore cura" - Filippo Paracelso, l'inventore della tossicologia ed è uno dei tre fondatori della moderna medicina occidentale (insieme a Ippocrate e Galeno). "Il più grande di tutti i rimedi è il riposo e il digiuno", scrisse Benjamin Franklin, uno dei padri fondatori dell'America e un uomo noto per la sua vasta conoscenza di molti campi.

Il digiuno per motivi spirituali è comune, ed è una caratteristica di quasi tutte le grandi religioni del pianeta. Buddha, il profeta Muhammed e Gesù Cristo sostenevano che il digiuno avesse capacità curative. Nella terminologia spirituale ci si riferisce spesso al lavaggio o alla purificazione, ma è essenzialmente la stessa cosa. Il digiuno è emerso indipendentemente da varie fedi e tradizioni, non come un rituale pericoloso, ma come qualcosa di profondamente, profondamente benefico per il corpo e lo spirito umano. Nel buddismo il cibo viene consumato per lo più solo al mattino, e gli aderenti digiunano regolarmente da mezzogiorno al mattino successivo. Inoltre, si possono sperimentare numerosi digiuni di sola acqua per giorni o addirittura settimane.

Durante il mese sacro del Ramadan, i musulmani digiunano dall'alba al tramonto. Ogni settimana, il lunedì e il giovedì, il profeta Maometto esortava i cittadini a digiunare.

Il Ramadan è il più studiato dei cicli di digiuno. Anche i liquidi sono proibiti, il che li distingue da molti altri digiuni. Essi digiunano e passano attraverso una fase di moderata disidratazione in aggiunta al digiuno. Inoltre, poiché l'alimentazione è consentita prima dell'alba e dopo il tramonto, recenti ricerche dimostrano che l'apporto calorico regolare di solito aumenta durante questo periodo. Il consumo di cibo prima dell'alba e dopo il tramonto sembra contrastare alcuni degli effetti positivi.

Di conseguenza, il digiuno è un concetto che ha superato la prova del tempo. Il digiuno è efficace, secondo i tre personaggi più famosi che siano mai esistiti. Credete che non l'avremmo scoperto, diciamo, 1000 anni prima, se questa fosse una pratica pericolosa?

1.3 Strategie di digiuno intermittente

Il DI può essere ottenuto in diversi modi, ma spesso includono la separazione della giornata o della settimana attraverso i tempi di alimentazione e di digiuno.

Si consuma molto poco o niente durante i periodi di digiuno.

I seguenti sono i metodi più usati:

- **L'approccio 16/8**. La procedura Lean gains significa anche saltare la colazione e ridurre l'alimentazione quotidiana a 8 ore, ad esempio dalle 13 alle 21. Dopodiché, si fa il rondò per 16 ore.

- **Eat-Stop-Eat**: Questo significa digiunare per 24 ore una volta, forse due volte alla settimana, come ad esempio non alimentare la cena un giorno alla cena del giorno successivo.

- **La dieta 5:2**: In due giorni non consecutivi della settimana, si ingeriscono solo 500-600 calorie, poi si mangia regolarmente nei restanti cinque giorni.

Queste strategie possono aiutarvi a perdere peso abbassando il vostro consumo di calorie, a condizione che non compensate consumando molto di più durante le ore in cui mangiate.

Molti individui trovano che l'approccio 16/8 sia il più semplice, a lungo termine e veloce da adottare. È anche il più conosciuto.

1.4 Come il FI influenza gli ormoni e le cellule

Diversi incidenti si verificano nel tuo corpo su base cellulare e molecolare mentre digiuni.

Per rendere il grasso corporeo trattenuto più accessibile, il corpo cambia i livelli ormonali, per esempio.

I meccanismi di riparazione essenziali e i cambiamenti di espressione genica sono spesso avviati dalle vostre cellule.

Quando digiuni, il tuo corpo subisce i seguenti cambiamenti:

- **Ormone della crescita umano:** I livelli dell'ormone della crescita aumentano, spesso fino a 5 volte. Questo ha una serie di vantaggi, tra cui la perdita di peso e l'aumento dei muscoli.

- **Insulina: la** tolleranza all'insulina aumenta e i livelli di insulina diminuiscono significativamente. I livelli di insulina più bassi permettono al grasso corporeo immagazzinato di essere più disponibile.

- **Riparazione cellulare:** Mentre digiuni, le tue cellule tendono a ripararsi. L'autofagia è un meccanismo in cui le cellule ingeriscono e distruggono le proteine vecchie e danneggiate che sono state raccolte al loro interno.

- **Espressione genica:** Ci sono variazioni nella regolazione dei geni che sono legate alla sopravvivenza e alla resistenza alle malattie.

I vantaggi del digiuno intermittente per la salute sono dovuti al miglioramento dei livelli ormonali, della struttura cellulare e dell'espressione genica.

I livelli di ormone della crescita umana aumentano mentre i livelli di insulina diminuiscono durante il digiuno. Le cellule del corpo alterano anche l'espressione genica e attivano processi critici di riparazione cellulare.

1.5 Uno strumento molto efficace per perdere peso

Il motivo più popolare per cui le persone tentano il digiuno intermittente è quello di perdere peso.

- Il digiuno intermittente riduce automaticamente il consumo di calorie costringendoti a consumare meno pasti.
- Il digiuno intermittente spesso altera i livelli ormonali, il che favorisce la riduzione del peso.
- Aumenta la produzione dell'ormone brucia-grassi norepinefrina, riduce l'insulina e aumenta i livelli dell'ormone della crescita (noradrenalina).
- Il digiuno a breve termine può aumentare il tasso metabolico dal 3,6 al 14% come risultato di questi cambiamenti ormonali.
- Il digiuno intermittente induce la riduzione del peso alterando tutti gli aspetti dello spettro calorico, aiutandoti a mangiare meno e a bruciare più calorie.
- Il digiuno intermittente ha dimostrato negli esperimenti di essere una tecnica di perdita di peso di grande successo.
- Questo modello alimentare si tradurrà in una perdita di peso dal 3 all'8% su 3 a 24 settimane, secondo un rapporto di analisi del 2014, che è una grande quantità rispetto ad altri studi di perdita di peso.
- Secondo lo stesso rapporto, le persone hanno perso dal 4 al 7% della loro circonferenza della vita, mostrando una perdita sostanziale di grasso malsano della pancia che si accumula intorno agli organi e induce malattie.

- In un'altra analisi, il digiuno intermittente ha indotto meno debolezza muscolare rispetto alla forma più comune di restrizione calorica costante.

- Tenete a mente, però, che la spiegazione chiave della sua popolarità è che il digiuno intermittente permette di consumare meno calorie in generale. Non si perde molto peso se ci si abbuffa e si consuma di più nelle ore di alimentazione.

1.6 Vantaggi per la salute

Il digiuno intermittente è stato ampiamente studiato sia negli esseri umani che negli animali.

Queste scoperte hanno dimostrato che può aiutare a ridurre il peso e il benessere generale del corpo e del cervello. Può anche aiutare a vivere una vita più lunga.

I seguenti sono i principali vantaggi per la salute del digiuno intermittente:

- **Perdita di peso:** Come già detto, il digiuno intermittente vi aiuterà a perdere peso e accumulo di grasso senza limitare intenzionalmente le calorie.

- **Resistenza all'insulina:** Il digiuno può aiutare a prevenire il diabete di tipo 2 riducendo i livelli di zucchero nel sangue dal 3 al 6% e i livelli di insulina a digiuno dal 20 al 31%.

- **Infiammazione:** Diversi rapporti indicano una diminuzione dei marcatori di infiammazione, un driver primario di molte malattie croniche.
- Il digiuno intermittente ha dimostrato di abbassare il colesterolo LDL "cattivo", i recettori infiammatori, i trigliceridi nel sangue, la resistenza all'insulina e la glicemia, entrambi fattori di rischio per l'insufficienza cardiaca.
- Il digiuno intermittente ha dimostrato nella ricerca animale di ridurre il rischio di cancro.
- **Salute del cervello:** Il digiuno aumenta l'ormone cerebrale BDNF, che può aiutare lo sviluppo di nuove cellule nervose. Può anche aiutare a prevenire il morbo di Alzheimer.
- **Anti-invecchiamento:** È stato dimostrato che il digiuno intermittente aumenta la longevità dei ratti. I ratti a digiuno hanno vissuto dal 36 all'83% più a lungo, secondo gli studi.

È importante ricordare che la scienza è ancora agli inizi. La maggior parte degli esperimenti erano limitati, a breve termine, o basati sugli animali. Molte preoccupazioni rimangono senza risposta nella ricerca umana di qualità superiore.

Il digiuno intermittente ha diversi vantaggi per la salute sia per il corpo che per la mente. Vi aiuterà a perdere peso e allo stesso tempo ad abbassare le probabilità di sviluppare il diabete di tipo 2, l'insufficienza cardiaca e il cancro. Può anche aiutarvi a vivere una vita più lunga.

1.7 Rende lo stile di vita sano più semplice

Mangiare sano è conveniente, ma può essere difficile da sostenere.

Una delle barriere più significative è la quantità di tempo e di sforzo per programmare e preparare pasti nutrienti.

Il digiuno intermittente renderà la vita più semplice, così non dovrai preparare, servire o pulire tanti pasti come faresti altrimenti.

Il digiuno intermittente è anche molto comune tra la comunità del life-hacking, in quanto migliora il tuo benessere mentre semplifica la tua vita.

Il digiuno intermittente ha diversi vantaggi, uno dei quali è che permette un'alimentazione più sana e semplice. Avrete meno tempo per preparare, cucinare e pulire dopo i vostri pasti.

1.8 Chi dovrebbe essere cauto o starne alla larga?

Il digiuno intermittente non è per tutti.

Se sei sottopeso o hai precedenti di disordini alimentari, puoi verificare con un medico prima di andare su un hard.

Può essere davvero pericoloso in queste situazioni.

È appropriato per le donne digiunare?

Secondo alcuni dati, il digiuno intermittente potrebbe non essere così efficace per le donne come lo è per gli uomini.

Una ricerca ha scoperto che ha aumentato la risposta insulinica negli uomini ma ha danneggiato la regolazione dello zucchero nel sangue delle donne.

Nonostante la mancanza di ricerche umane sull'argomento, gli studi sui ratti hanno dimostrato che il digiuno intermittente fa sì che i ratti femmina diventino emaciati, mascolinizzati, sterili e saltino le mestruazioni.

Secondo studi empirici, i periodi mestruali delle donne sono cessati dopo aver iniziato a fare IF e sono tornati al solito dopo aver continuato la loro precedente routine alimentare.

Il digiuno intermittente può essere evitato per le donne per questi scopi.

Dovrebbero obbedire alle loro regole, come l'introduzione graduale della pratica e l'interruzione rapida in caso di complicazioni, come l'amenorrea (assenza di mestruazioni).

Considera di ritardare il digiuno intermittente per il momento se hai problemi di gravidanza o stai progettando di concepire.

Se sei incinta o stai allattando, questa abitudine alimentare probabilmente non è una buona abitudine.

Il digiuno non è raccomandato per coloro che sono sottopeso o che hanno una storia di disturbi alimentari. Il digiuno intermittente può anche essere dannoso per alcune donne, secondo alcuni fatti.

Effetti collaterali e sicurezza

L'effetto collaterale più frequente del digiuno intermittente è la fame.

Anche voi potete sentirvi stanchi, e il cervello può non fare bene come una volta.

Questo sarà solo temporaneo poiché il corpo potrebbe aver bisogno di tempo per adattarsi al nuovo piano alimentare.

Prima di intraprendere il digiuno intermittente, contatta il medico se hai un problema medico.

Questo è particolarmente cruciale se voi:

- Hai problemi a controllare lo zucchero nel sangue.
- Lei ha il diabete.
- Prenda la sua medicina come prescritto.
- Hai un livello di pressione sanguigna basso.
- Ha anche avuto un problema alimentare in passato.
- Sei in sovrappeso.
- Ha una diagnosi di amenorrea?
- Sei una madre che sta lottando per rimanere incinta.
- Sono in allattamento o in gravidanza.

Tutto sommato, il digiuno intermittente ha un eccellente record di sicurezza. Se sei sicuro e ben nutrito in generale, andare senza cibo per un po' non è rischioso.

La fame è l'effetto collaterale più frequente del digiuno intermittente. Il digiuno non può essere fatto senza prima vedere uno specialista se si ha un problema medico.

Le domande più frequenti

Quelle che seguono sono risposte ad alcune delle preoccupazioni più spesso poste sul digiuno intermittente.

- **Posso bere liquidi durante il mio digiuno?**

Sì, davvero. Le bevande non caloriche come l'acqua, il caffè e il tè sono adatte. Il caffè non può essere zuccherato. Piccole quantità di latte o panna sono probabilmente appropriate. Il caffè è particolarmente utile durante il digiuno perché sopprime la fame.

- **Saltare la colazione non è malsano?**

No, non è vero. Il problema è che la maggior parte degli stereotipati breakfast-skipper conduce una vita malsana. La procedura è completamente sicura se si consuma cibo sano per il resto della giornata.

- **Posso prendere degli integratori durante il mio digiuno?**

Sì, davvero. Tenete presente, però, che alcuni integratori, come le vitamine liposolubili, possono funzionare meglio se presi con il cibo.

- **Posso fare esercizio quando sono a digiuno?**

Gli allenamenti a digiuno sono perfettamente accettabili.

Prima di un'esercizio a digiuno, alcune persone considerano l'assunzione di aminoacidi a catena ramificata (BCAA).

- **È vero che il digiuno induce la perdita di muscoli?**

Entrambe le strategie di riduzione del peso provocheranno una perdita muscolare; ecco perché è importante aumentare i pesi e consumare molte proteine. Il digiuno intermittente produce meno debolezza muscolare della normale restrizione calorica, secondo un rapporto.

- **Il digiuno può far rallentare il metabolismo?**

No, gli studi indicano che il digiuno per un breve periodo aumenta il metabolismo. Digiunare per tre o quattro giorni, invece, rallenta il metabolismo.

- **I bambini dovrebbero essere spinti a digiunare?**

Probabilmente non è una buona idea far digiunare vostro figlio.

1.9 Farsi dichiarare

Hai già subito molti digiuni prolungati nella tua vita.
Se hai mai cenato ma hai dormito fino a tardi il giorno dopo e non ti sei nutrito prima di mezzogiorno, hai digiunato per 16 ore o più.
Questo è il modo in cui alcune persone si nutrono naturalmente.
Al mattino, non sentono la fame.

Molte persone considerano l'approccio 16/8 come il metodo più semplice e duraturo di digiuno intermittente; si potrebbe iniziare con questo. Se vi piace il digiuno e vi sentite sani mentre lo fate, potreste progredire verso digiuni più estremi come il digiuno di 24 ore da 1 a 2 volte a settimana (cioè Eat-Stop-Eat) o semplicemente consumare 500-600 calorie da 1 a 2 giorni a settimana (cioè la dieta 5:2).

Un'altra scelta è quella di digiunare facilmente ogni volta che è possibile - saltare i pasti quando non si ha fame o non si ha tempo di prepararli.

Per raccogliere almeno una delle ricompense, non è necessario implementare un programma formale di digiuno intermittente. Sperimentate vari metodi prima di scoprirne uno che vi piace e che funziona nella vostra routine.

È meglio iniziare con l'approccio 16/8 e passare poi a digiuni più lunghi. È fondamentale provare diversi metodi prima di scoprire quello che fa per te.

1.10 Dovresti provarci?

Chiunque non ha bisogno di praticare il digiuno intermittente. È solo uno dei cambiamenti dello stile di vita che vi aiuterà a vivere una vita più sana. Le cose più critiche su cui concentrarsi sono sempre mangiare cibo vero, fare esercizio e dormire a sufficienza.

Se non ti piace il pensiero del digiuno, dovresti facilmente ignorare questo libro e procedere a fare ciò che vuoi.

Quando si tratta di dieta, non esiste un approccio unico per tutti. Lo stile di vita più sicuro per voi è quello che potete mantenere nel tempo.

Alcuni individui raccolgono i frutti del digiuno intermittente, altri no. Puoi capire a quale partito appartieni solo provandolo. Il digiuno può essere una strategia efficace per perdere peso e migliorare la tua forma fisica se ti piace e credi che sia una forma di alimentazione sostenibile.

Capitolo 2: benefici del digiuno intermittente per le donne di 50 anni

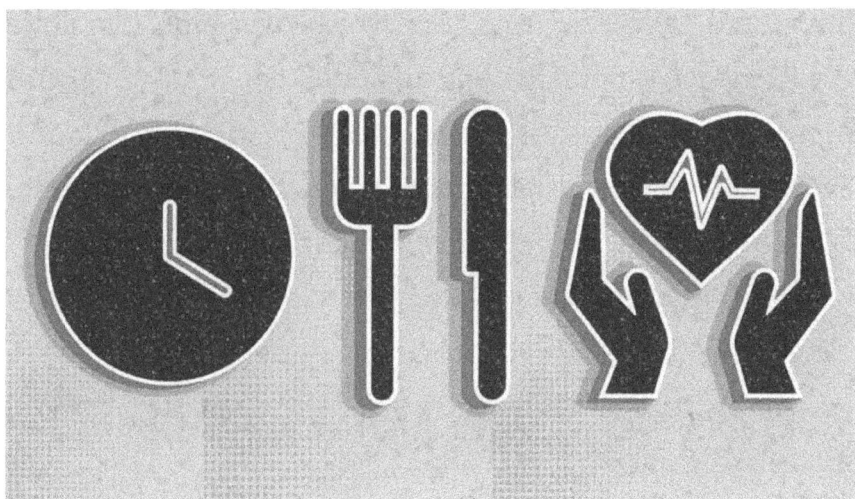

Il digiuno intermittente è la pratica alimentare in base alla quale si alternano modelli di alimentazione e digiuno. Il digiuno intermittente può essere fatto in vari modi, come le tecniche 5:2 o 16/8.

Numerose ricerche hanno dimostrato che può avere effetti significativi sulla salute e sulle capacità cognitive. Ecco alcuni degli effetti sulla salute del digiuno prolungato che sono stati clinicamente provati.

2.1 Digiuno intermittente e perdita di grasso corporeo ostinato

Chiunque abbia mai seguito una dieta rigorosa e raggiunto livelli di grasso corporeo a una cifra conosce il problema: il grasso ostinato.

Nonostante l'allenamento estensivo e il consumo di calorie drasticamente diminuito, una quantità moderata di grasso corporeo fornisce anche resistenza. La maggior parte di loro si rende presto conto che per eliminare questi depositi di grasso, dovrebbero sacrificare una quantità significativa di peso.

Il digiuno intermittente, d'altra parte, aiuterà la perdita di grasso ostinato?

Il grasso ostinato si riferisce ai depositi di grasso che il corpo si rifiuta di rilasciare.

Come abbiamo detto in precedenza, il digiuno intermittente vi aiuterà ad evitare le difficoltà di perdere i grassi corporei ostinati.

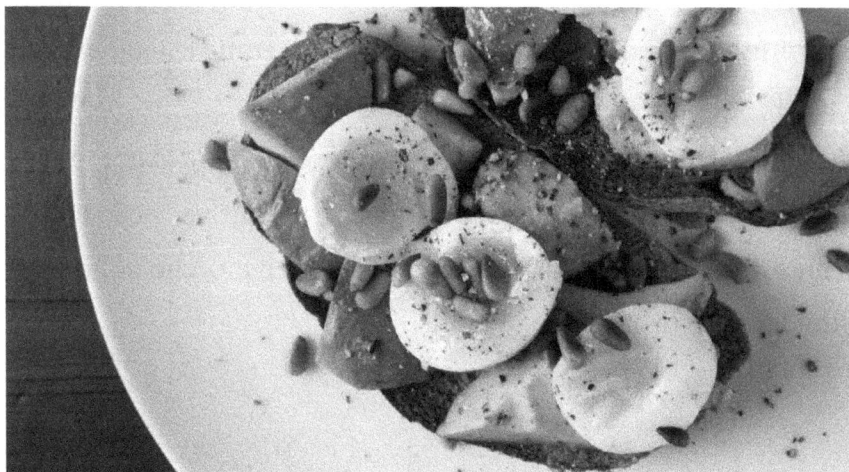

Qual è la definizione di grasso corporeo ostinato?

La parola "grasso corporeo ostinato" si applica alle parti del corpo che contengono più grasso. In generale, queste regioni sono la regione del basso addome e la parte bassa della schiena negli uomini e la parte bassa del corpo nelle donne. È molto difficile perdere peso in queste regioni.

Allora cos'è che rende questi luoghi così ostinati? Diamo un'occhiata a come si mobilita il grasso per capire meglio la questione. Sei preparato?

Il livello di insulina e il contenuto di acidi grassi (nel sangue) aumentano dopo un pasto. È in forma satura dove non si bruciano i grassi. Il corpo ottiene l'energia di cui ha bisogno nelle ore successive ossidando (metabolizzando) il glucosio.

Il quoziente respiratorio è un modo per calcolarlo (RQ). Un valore di 1,0 indica il metabolismo dei carboidrati puro (modalità di stoccaggio), mentre un valore di 0,7 si riferisce al metabolismo degli acidi grassi potenziato (metabolismo lipidico). Questo implica per il RQ in forma di digiuno intermittente: Il QR è compreso tra 0,95 e 1,0 in 1,5-2 ore dopo un pasto. Il quoziente dopo una notte facile va da 0,82 a 0,85, e dopo una quaresima di 16 ore va da 0,72 a 0,8.

Sia la concentrazione di insulina che l'RQ diminuiscono con il passare del tempo dopo un pasto e il consumo dei nutrienti del corpo. Al contrario, si è verificata una tendenza alla combustione dei grassi (e quindi alla mobilitazione del grasso immagazzinato). Gli acidi grassi e i livelli di insulina nel sangue causano questo meccanismo. Quando le concentrazioni scendono, il corpo riconosce un deficit di energia e aumenta di conseguenza la secrezione di catecolamine (epinefrina e noradrenalina).

Le catecolamine nel sangue aderiscono ai recettori delle cellule adipose. Questi recettori possono essere pensati simbolicamente come una "serratura". I neurotrasmettitori e gli ormoni sono le chiavi che si inseriscono in queste serrature, provocando una risposta. In questa situazione, le catecolamine causano (attivano) la mobilitazione del grasso attivando la HSL "lipasi ormono-sensibile", in breve, che poi produce grasso dalla singola cellula, che potrebbe poi essere bruciato (metabolizzato).

La principale distinzione tra il grasso naturale e i depositi di grasso ostinato è la seguente. I recettori Beta-2 sono molto più abbondanti nel tessuto adiposo normale rispetto ai recettori alfa-2.

I recettori beta-2 sono conosciuti come il "pedale del gas" per la riduzione del grasso. Nel frattempo, i recettori alfa-2 si comportano per lo più come un freno automatico Non c'è bisogno di andare troppo lontano nella fisiologia per immaginare questi due recettori così.

Quanto sia semplice bruciare il grasso in diverse aree del corpo è determinato dall'interazione tra i recettori alfa-2 e beta-2. Quando il grasso di una zona del corpo ha molti recettori beta-2 rispetto ai recettori alfa-2, avviene una combustione di grasso "leggera" o "semplice", mentre i cuscinetti di grasso cronici hanno diversi numeri di recettori alfa-2 rispetto ai recettori beta-2.

Nella regione dei fianchi e delle cosce, le donne hanno fino a 9 volte il numero di recettori alfa-2 rispetto ai recettori beta-2, secondo il libro di Lyle.

Riduzione del grasso corporeo

Come fa il digiuno intermittente a bruciare il grasso ostinato più efficacemente della maggior parte delle diete? I recettori beta-2 dovrebbero ora essere programmati, mentre i recettori alfa-2 devono essere disattivati per metabolizzare i depositi di grasso persistenti. I processi che permettono il digiuno intermittente sono i seguenti.

I livelli di catecolamina aumentano quando si digiuna.

Il digiuno migliora l'apporto di sangue sottocutaneo nella regione addominale, permettendo alle catecolamine di penetrare più facilmente in questa zona (e, di conseguenza, attraccare ai recettori cellulari del grasso).

Il digiuno previene i recettori a2 a causa dei bassi livelli di insulina. Più tempo trascorso nella "finestra del digiuno" assicura che più grasso possa essere estratto dalle aree ostinate.

Ora potreste pensare: "Perché non seguo semplicemente una dieta a basso contenuto di carboidrati per mantenere bassi i miei livelli di insulina?" Tuttavia, i trigliceridi (grassi) bloccano la lipasi ormono-sensibile allo stesso modo dell'insulina.

Secondo la ricerca, la condizione ottimale per bruciare il grasso si raggiunge dopo 12-18 ore di digiuno. Questo tempo può essere chiamato il "periodo d'oro" per il reclutamento del grasso ostinato a causa dell'alto livello di catecolamine, l'elevato apporto di sangue sottocutaneo nelle zone di grasso ostinato, e un basso livello di insulina per la necessaria inibizione del recettore alfa2. it

Lasciate che si chiarisca meglio una condizione ottimale di combustione dei grassi in poche parole: È stata studiata l'ossidazione degli FFA (acidi grassi liberi), in vari punti sia tra lo stato di digiuno che dopo tre giorni consecutivi di digiuno. La quantità di acidi grassi bruciati si è spostata in relazione al metabolismo totale del grasso corporeo, mentre l'ossidazione degli FFA è aumentata con la durata del digiuno.

L'ossidazione degli FFA sottocutanei aumenta drammaticamente per brevi periodi. Questo è anche un lungo modo di suggerire che si brucia il grasso e nient'altro. I depositi di grasso mobilitano il grasso in un umano latente e normopeso solo per 14-20 ore dopo un pasto di 600kcal. Nella vita reale, questa condizione dovrebbe essere possibile da raggiungere in 12-18 ore.

La combustione dei grassi comincia ad aumentare dopo questa finestra temporale (14-20 ore). Al contrario, questo non è il tipo di grasso che scegliamo di eliminare. L'ossidazione del grasso intramuscolare aumenta drammaticamente tra le 10 e le 30 ore, ma non vi è alcun aumento nei depositi di grasso sottocutaneo. Se la finestra di digiuno è estesa così a lungo, i depositi dermici non possono tenere il passo con la quantità di energia del corpo, quindi c'è un grado limitato di beneficio e svantaggio. Cicli di digiuno piuttosto lunghi non favoriscono la riduzione del grasso corporeo ostinato, ottimizzando così la conservazione dei muscoli, portando all'elevato tasso di gluconeogenesi (saccarificazione delle proteine) e alla conseguente possibilità della condizione catabolica dei muscoli.

Vita reale Vs. Scienza

Investendo in modo critico, i lettori possono ora chiedersi se sbarazzarsi del grasso ostinato richieda alcuni metodi unici. Dopo tutto, diversi individui hanno già raggiunto lo stato "magro" senza utilizzare il digiuno intermittente o altri metodi come quelli menzionati da Lyle McDonald. Non si tratta solo di abbassare il più possibile il livello di grasso corporeo? Non è probabile che si perda comunque il grasso ostinato?

Può un deficit settimanale di 3500 kcal in una dieta comunemente praticata contro un deficit equivalente in una dieta a digiuno intermittente creare una differenza nella perdita di grasso regionale (assumendo che tutte le altre variabili rimangano costanti)? L'affermazione si limita alle implicazioni teoriche e alle osservazioni pratiche.

2.2 Menopausa e digiuno intermittente

L'IF è uno dei metodi più comuni per perdere peso e migliorare il benessere generale. Consiste nell'andare senza cibo per la maggior parte della giornata e consumare tutti i pasti in un breve periodo.

Il digiuno intermittente ha una lunga lista di vantaggi, dalla riduzione del peso al miglioramento della concentrazione mentale, molti dei quali sono supportati dalla scienza. Questo metodo alimentare è ideale per alcune donne, ma che dire di quelle di noi che sono in menopausa o post-menopausa?

Quando una donna entra nei suoi 40 e 50 anni, i suoi ormoni sessuali cominciano spontaneamente a diminuire quando le ovaie smettono di rilasciare progesterone ed estrogeni, il che fa cessare le mestruazioni. La menopausa è descritta come una donna che non ha le mestruazioni per 12 mesi di fila, ma l'amenorrea non è l'unico sintomo del cambiamento.

Vampate di calore, ansia, secchezza vaginale, nebbia cerebrale, riduzione della libido, brividi, spossatezza, sbalzi d'umore, elevata probabilità di problemi cardiaci e sudorazione notturna sono alcuni dei segni della menopausa, che possono variare da individuo a individuo. C'è spesso una differenza evidente nel metabolismo con alcune persone, che di solito accelera quando i livelli di estrogeni e progesterone vanno fuori controllo, causando un aumento di peso.

Le donne possono diventare meno ricettive all'insulina dopo la menopausa, quindi possono avere difficoltà a consumare zucchero e carboidrati lavorati; tale transizione metabolica è nota come resistenza all'insulina, ed è spesso accompagnata da esaurimento e problemi di sonno.

Molte persone trovano la menopausa un periodo spaventoso della loro vita; non riescono più a riconoscere il loro corpo e i sintomi, tra cui l'improvvisa nebbia cerebrale e l'aumento di peso, possono causare ansia, confusione, rabbia, stress e depressione.

Fortunatamente, le persone possono utilizzare il digiuno intermittente per aiutarle a navigare sulle ripide montagne russe della menopausa. Se ti senti esausta, la tolleranza all'insulina o l'aumento di peso come conseguenza della menopausa, potresti voler fare un tentativo.

Si è scoperto che l'aumento di peso è favorito dal digiuno intermittente. Il digiuno migliora il controllo dell'insulina e fa sì che il corpo assorba zucchero e carboidrati in modo più efficiente, abbassando il rischio di insufficienza cardiaca, diabete e altre malattie metaboliche. È stato dimostrato che il digiuno aumenta l'autostima, riduce al minimo l'angoscia e la tensione e favorisce miglioramenti psicologici più benefici.

È stato dimostrato nella ricerca sugli animali che il digiuno aiuta a proteggere le cellule cerebrali dai traumi, a pulire i prodotti di scarto, a ripristinare e migliorare le loro prestazioni. Quando si ha un programma in atto, il digiuno intermittente non è poi così complicato. Basta impostare una finestra alimentare che si adatta a te, ad esempio da mezzogiorno alle 8 di sera, e assicurarsi di consumare abbastanza calorie in quel momento. Al di fuori di quella finestra, dovete digiunare. Tuttavia, è permesso bere acqua e bevande non caloriche come tè o caffè. La forma di digiuno 16:8 comporta il digiuno per 16 ore al giorno e l'alimentazione per sole 8 ore al giorno; è uno dei processi di digiuno intermittente più basilari da adottare.

Il digiuno intermittente è semplice e adattabile; alcune persone iniziano con tempi di digiuno più brevi, come 14:10 (14 ore di digiuno accompagnate da una finestra di consumo di 10 ore), ed estendono costantemente la durata del digiuno prima di raggiungere l'obiettivo di 16:8. Dovresti sperimentare varie routine di digiuno e vedere cosa si adatta e suona meglio per te per via della semplicità e della stabilità.

Anche se il digiuno intermittente è uno strumento meraviglioso per la maggior parte delle persone per alleviare meglio gli effetti della menopausa, non è per tutti. Quelli che hanno un esaurimento surrenale o una condizione cronica non scelgono di aggiungere un metodo di digiuno intermittente nei loro programmi.

Molto digiuno intermittente pratica dovrebbe prestare attenzione a come si sentono durante il ciclo di digiuno; se si ottiene stanco, pigro, o malato quando il digiuno, potrebbe essere meglio ridurre il periodo di digiuno o evitare di tentare il digiuno intermittente del tutto. Inoltre, non è necessario digiunare ogni giorno; si può digiunare una volta alla settimana o anche un paio di giorni alla settimana. Per evitare rischi e garantire che ogni dieta o modifica dello stile di vita sia giusta per te, è anche una buona idea parlare prima con un medico qualificato e autorizzato.

La menopausa è un periodo difficile per la maggior parte delle persone, ma facendo i corretti aggiustamenti alimentari e comportamentali, si possono controllare meglio gli effetti e rimanere in forma, comodi e sicuri anche quando gli ormoni cercano di cambiare e finalmente uscire dall'edificio.

2.3 Il digiuno intermittente altera la funzione genica, ormonale e cellulare

Quando non ci si nutre per un po', il corpo subisce molti cambiamenti.

Per rendere più disponibile il grasso corporeo accumulato, il corpo, per esempio, avvia meccanismi essenziali di riparazione cellulare e regola i livelli ormonali.

Ecco alcune delle modifiche fisiologiche che si verificano durante il digiuno:

- **Livelli di insulina:** I livelli di insulina nel sangue diminuiscono drasticamente, facilitando la combustione dei grassi.

- **Ormone della crescita umano:** I livelli di ormone della crescita nel sangue aumentano fino a 5 volte. L'aumento delle quantità di questo ormone aiuta, tra l'altro, la perdita di peso e la crescita muscolare.

- **Riparazione cellulare:** Il corpo avvia procedure critiche di riparazione cellulare, come la rimozione dei rifiuti dalle cellule.

- **Espressione genica:** Ci sono variazioni positive in diversi geni e molecole legate alla sopravvivenza e alla prevenzione delle malattie.

Questi miglioramenti negli ormoni, nell'espressione genica e nella struttura cellulare sono legati a molti dei vantaggi del digiuno intermittente.

I livelli di insulina diminuiscono e i livelli dell'ormone della crescita umana aumentano durante il digiuno. Le tue cellule attivano anche meccanismi critici di riparazione cellulare e alterano l'espressione dei geni.

2.4 La perdita di peso e di grasso della pancia può essere ottenuta con il digiuno intermittente

Molte persone che sperimentano il digiuno intermittente lo fanno per ridurre il peso.

In generale, il digiuno prolungato fa consumare meno pasti.

Potresti aver bisogno di meno calorie se compensi il fatto di consumare ancora di più durante gli altri pasti.

Il digiuno intermittente spesso migliora la funzione ormonale, il che favorisce la riduzione del peso.

I livelli di insulina ridotti, una maggiore produttività dell'ormone della crescita e i livelli di noradrenalina (norepinefrina) più alti aiutano il corpo a scomporre il grasso e a usarlo per l'energia.

Di conseguenza, il digiuno a breve termine aumenta il tasso metabolico dal 3,6 al 14%, permettendoti di mangiare ancora più cal.

Il digiuno intermittente, in altre parole, funziona su tutti i lati del calcolo delle calorie. Aumenta il tasso metabolico (calorie spese), diminuendo così la quantità di cibo che si consuma (riduce le calorie).

Secondo uno studio del 2014 sulla letteratura clinica, il digiuno intermittente comporta una perdita di peso dal 3 all'8 per cento in 3-24 settimane. Si tratta di una quantità enorme.

I partecipanti hanno perso dal 4 al 7 per cento della loro circonferenza della vita, indicando che hanno perso molto grasso della pancia, il grasso che causa malattie nella cavità addominale.

Il digiuno intermittente ha mostrato meno perdite muscolari rispetto alla restrizione calorica prolungata, secondo un rapporto di revisione.

Quando è detto e fatto, il digiuno intermittente può essere una strategia di perdita di peso molto efficace.

Il digiuno intermittente ti permette di consumare meno calorie mentre aumenta marginalmente il tuo metabolismo. È un'arma potente per perdere peso e grasso della pancia.

2.5 La resistenza all'insulina può essere ridotta dal digiuno intermittente, abbassando il rischio di sviluppare il diabete di tipo 2

Negli ultimi decenni, il diabete di tipo 2 è diventato estremamente diffuso.

I livelli elevati di zucchero nel sangue, nel senso di resistenza all'insulina, sono la caratteristica più evidente.

Qualcosa che abbassa la tolleranza all'insulina e protegge dal diabete di tipo 2 può aiutare ad abbassare i livelli di zucchero nel sangue.

Il digiuno intermittente è stato anche trovato per avere benefici significativi per la tolleranza all'insulina e per provocare una diminuzione significativa dei livelli di zucchero nel sangue.

Il digiuno intermittente ha dimostrato di abbassare la glicemia a digiuno dal 3 al 6 per cento e l'insulina a digiuno dal 20 al 31 per cento negli studi sull'uomo.

Il digiuno intermittente ha spesso impedito ai ratti diabetici di subire danni ai reni, che è una delle conseguenze più gravi del diabete.

Questo significa che il digiuno intermittente potrebbe essere molto benefico per gli individui a rischio di avere il diabete di tipo 2. Ci potrebbero essere ancora alcune disparità di genere. Secondo un rapporto, durante un regime di digiuno intermittente di 22 giorni, la gestione dello zucchero nel sangue delle donne è effettivamente peggiorata. Almeno negli uomini, il digiuno intermittente riduce la resistenza all'insulina e aiuta ad abbassare i livelli di zucchero nel sangue.

2.6 Il digiuno intermittente può ridurre l'infiammazione nel corpo e lo stress ossidativo

Lo stress ossidativo è uno dei fattori che contribuiscono all'invecchiamento e allo sviluppo di diverse malattie croniche. Comporta molecole reattive come i radicali liberi che interagiscono con altre molecole essenziali (come le proteine e

il DNA) e le distruggono. Il digiuno intermittente ha dimostrato in alcuni studi di migliorare la tolleranza dell'organismo allo stress ossidativo.

Inoltre, la ricerca indica che il digiuno intermittente può aiutare a combattere l'infiammazione, che è una delle cause principali di una varietà di malattie.

Il digiuno intermittente ha dimostrato negli studi di diminuire l'infiammazione nel corpo e lo stress ossidativo. Questo dovrebbe aiutare a prevenire l'invecchiamento e l'insorgenza di una varietà di malattie.

2.7 Il digiuno intermittente potrebbe far bene al cuore

L'infarto è ancora la prima causa di morte al mondo.

Vari indicatori di salute (considerati anche come "fattori di rischio") sono stati collegati a un rischio elevato o ridotto di insufficienza cardiaca.

Il digiuno intermittente ha dimostrato di migliorare il colesterolo totale e LDL, la pressione sanguigna, i recettori dell'infiammazione, i livelli di zucchero nel sangue e i trigliceridi nel sangue, tra gli altri fattori di rischio.

Tuttavia, una grande quantità di questo è concentrata sulla scienza animale. Prima che qualsiasi decisione possa essere sviluppata, sono necessarie ulteriori ricerche sull'impatto sulla salute del cuore degli esseri umani.

Il digiuno intermittente ha dimostrato negli studi di migliorare i livelli di colesterolo, la pressione sanguigna, i recettori infiammatori e i trigliceridi, tutti fattori che contribuiscono alle malattie cardiache.

2.8 Vari meccanismi di riparazione cellulare sono innescati dal digiuno intermittente

Quando si digiuna, le cellule del corpo iniziano un processo chiamato autofagia, un processo di rimozione dei rifiuti cellulari.

Le proteine rotte e danneggiate che si accumulano all'interno delle cellule nel tempo vengono scomposte e metabolizzate dalle cellule.

L'aumento dell'autofagia potrebbe proteggere dal cancro e dal morbo di Alzheimer, tra le altre malattie.

Il digiuno attiva il sistema metabolico dell'autofagia, che elimina i rifiuti dalle cellule.

2.9 Il digiuno intermittente è stato collegato a un minor rischio di cancro

Il cancro è una malattia orribile che è caratterizzata da uno sviluppo incontrollabile delle cellule.

Si è scoperto che il digiuno ha una varietà di vantaggi biochimici, tra cui una minore incidenza del cancro.

Nonostante la mancanza di prove sull'uomo, dati incoraggianti da studi sugli animali suggeriscono che il digiuno intermittente può aiutare a prevenire il cancro.

Secondo alcune prove, il digiuno ha ridotto al minimo gli effetti collaterali multipli della chemioterapia nei malati di cancro.

Nella ricerca sugli animali, il digiuno intermittente ha dimostrato di sopprimere meglio il cancro. Negli esseri umani, uno studio ha scoperto che eliminerebbe gli effetti collaterali della chemioterapia.

2.10 Il digiuno intermittente è benefico per il cervello

Ciò che è sano per il corpo è spesso sempre buono per il cervello. Il digiuno intermittente aumenta il numero di caratteristiche biochimiche che sono legate alla salute del cervello.

La riduzione dello stress ossidativo, dell'infiammazione, dei livelli di zucchero nel sangue e della tolleranza all'insulina ne fanno parte.

Il digiuno intermittente ha dimostrato negli esperimenti sui ratti di accelerare lo sviluppo di nuove cellule nervose, il che potrebbe migliorare l'attività del cervello.

Spesso aumenta un ormone cerebrale noto come BDNF (fattore neurotrofico derivato dal cervello), la cui carenza è stata collegata alla depressione e ad altri problemi neurologici.

Si è anche scoperto che il digiuno intermittente protegge dalle lesioni cerebrali causate da ictus negli animali.

Pertanto, il digiuno intermittente può avere benefici significativi per la salute del cervello. Ha il potenziale per promuovere lo sviluppo di nuovi neuroni mentre protegge il cervello dalle lesioni.

2.11 Il digiuno intermittente può aiutare nella prevenzione del morbo di Alzheimer

Il disturbo neurodegenerativo più diffuso nel mondo è il morbo di Alzheimer.

Dato che non c'è una cura per il morbo di Alzheimer, è fondamentale impedire che si sviluppi in primo luogo.

Secondo un rapporto sui ratti, il digiuno intermittente può posticipare l'insorgenza della malattia di Alzheimer o minimizzare la sua intensità.

Secondo una serie di studi di casi, un intervento dietetico che prevedeva digiuni regolari di breve durata ha ridotto sostanzialmente i sintomi dell'Alzheimer in nove pazienti su dieci.

Secondo la ricerca sugli animali, il digiuno può anche proteggere da alcuni disturbi neurodegenerativi, come il morbo di Huntington e il morbo di Parkinson.

Tuttavia, sono necessari ulteriori test sull'uomo.

2.12 Il digiuno intermittente può aiutarti a vivere più a lungo aumentando la durata della tua vita

Uno degli aspetti più intriganti del digiuno intermittente è il potenziale di prolungare l'aspettativa di vita.

Il digiuno intermittente aumenta la longevità nei ratti allo stesso modo della restrizione calorica costante.

I risultati di alcuni di questi esperimenti sono stati molto drammatici. Uno di essi ha scoperto che i ratti che digiunavano a giorni alterni sopravvivevano l'83% più a lungo dei ratti che non digiunavano.

Il digiuno intermittente è stato molto comune tra la comunità anti-invecchiamento, nonostante il fatto che deve ancora essere dimostrato negli esseri umani.

Con gli effetti del digiuno intermittente per il metabolismo e una varietà di indicatori di salute, è facile vedere come potrebbe aiutare a vivere una vita più lunga e più felice.

Capitolo 3: iniziare con il digiuno intermittente

3.1 Quali sono gli alimenti a digiuno intermittente più sani?

Includiamo articoli che crediamo possano essere benefici per i nostri lettori. Si prega di contattare un medico prima di intraprendere qualsiasi aggiustamento dietetico importante per assicurarsi che sia la scelta giusta per voi.

Il digiuno intermittente fa abbastanza clamore nel sovrappopolato mondo delle diete, nonostante la frase "digiuno" appaia piuttosto minacciosa. Una discreta quantità di prove (anche se con piccole dimensioni del campione) dimostra che la dieta può aiutare le persone a perdere peso e a controllare i loro livelli di zucchero nel sangue. Forse il fascino deriva dalla mancanza di restrizioni nella dieta: si può consumare ciò che si vuole, ma non esattamente quando si vuole.

Tuttavia, è ancora necessario considerare cosa c'è in gioco. Dovreste rompere il vostro digiuno con pinte di gelato e sacchetti di patatine? Molto probabilmente no. Ecco perché abbiamo compilato una raccolta delle migliori cose da mangiare in una dieta DI.

Cosa si dovrebbe mangiare?

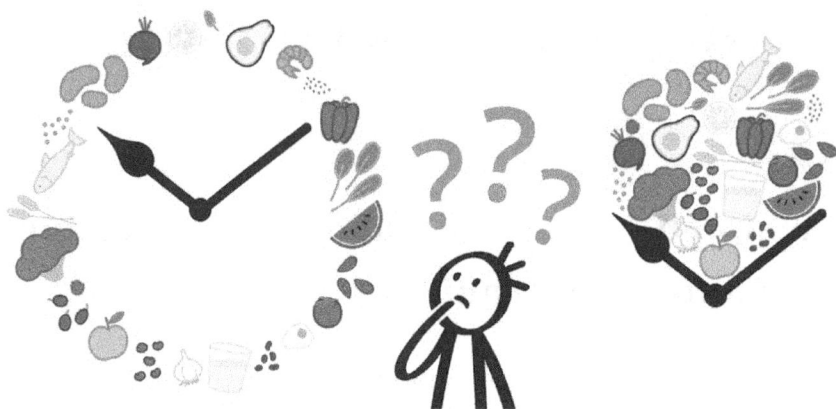

Non ci sono specifiche o limitazioni sul tipo di cibo da consumare quando si pratica il digiuno intermittente. Tuttavia, è improbabile che i benefici dell'IF si accompagnino a consistenti pasti Big Mac.

Una dieta ben bilanciata è un segreto per perdere peso, mantenere i livelli di energia e mantenere la dieta.

Chiunque cerchi di ridurre il peso dovrebbe mangiare cibi densi di nutrienti come verdure, frutta, noci, cereali integrali, semi, fagioli, proteine magre e latticini.

Le nostre linee guida saranno in qualche modo simili agli alimenti. Di solito prescriviamo per una migliore salute - cibi integrali non trasformati, ad alto contenuto di fibre, che forniscono sapore e qualità.

Per dirla in un altro modo, se consumate molti degli alimenti menzionati qui sotto, non avrete fame durante il digiuno.

- **Acqua**

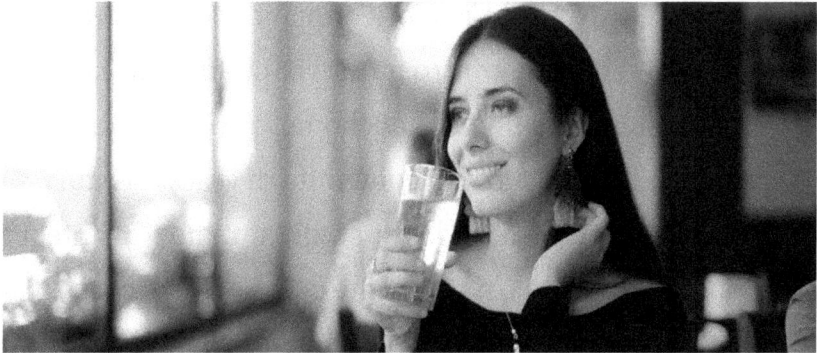

Beh, questo non è uno spuntino, ma è fondamentale per sopravvivere al DI. L'acqua è importante per la protezione di quasi tutti gli organi principali del tuo corpo. Evitare questo come parte del digiuno sarà stupido. I tuoi polmoni giocano un ruolo fondamentale nel tenerti al sicuro. La quantità di acqua che ogni individuo può bere dipende dal sesso, dall'altezza, dal peso, dal livello di esercizio e dall'ambiente. Tuttavia, il colore dell'urina è un forte indicatore. In ogni caso, è bene che sia giallo pallido. La disidratazione, che può indurre mal di testa, nausea e stordimento, è mostrata da urine giallo scuro. Quando la combini con una mancanza di calorie, hai una formula per una catastrofe o, nel peggiore dei casi, una pipì molto scura. Se l'acqua normale non ti piace, prova ad aggiungere una spruzzata di succo di limone, alcune foglie di menta o fette di cetriolo.

- **Avocado**

Mangiare il frutto più calorico quando si cerca di perdere peso può sembrare contro intuitivo. D'altra parte, l'avocado può mantenerti completo anche nei periodi di digiuno più rigorosi grazie al suo alto contenuto di grassi insaturi.

I grassi insaturi, secondo gli studi, aiutano a mantenere il corpo sano anche se non si sente la fame. Il tuo corpo manda segnali che non ha bisogno di andare in modalità fame di emergenza perché ha abbastanza calorie. E se stai morendo di fame nel bel mezzo di un periodo di digiuno, i grassi insaturi mantengono questi sintomi molto più a lungo.

Un'altra ricerca ha dimostrato che l'utilizzo di mezzo avocado con il vostro pranzo vi aiuterà a rimanere sazi per ore più a lungo di quanto sarebbe se non consumate il frutto verde e molliccio.

- **Frutti di mare e pesce**

C'è una spiegazione per cui le linee guida dietetiche americane raccomandano due o tre porzioni da 4 once di pesce ogni settimana.

Oltre ad essere ricco di grassi e proteine benefiche, è anche ricco di vitamina D.

E se vi piace nutrire a brevi intervalli di tempo, non volete ottenere più nutrienti quando lo fate?

Non sarete mai a corto di modi per preparare il pesce, dato che ci sono troppe opzioni.

- **Verdure crocifere**

La parola con la "f" - fibra - è abbondante in alimenti come i cavoletti di Bruxelles, il cavolfiore e i broccoli.

È importante consumare regolarmente alimenti ricchi di fibre per mantenerti regolare e assicurare che la tua cacca scorra senza problemi.

La fibra vi aiuterà anche a sentirvi pieni, il che è benefico se non vi nutrirete per altre 16 ore. Le verdure crocifere vi aiuteranno anche ad evitare il cancro.

- **Patate**

I cibi bianchi non sono tutti cattivi.

Le patate sono state trovate come uno degli alimenti più nutrienti nella ricerca degli anni 1990.

una fonte affidabile, uno studio del 2012 ha dimostrato che usare le patate in una dieta equilibrata può aiutare la perdita di peso. (Spiacente, ma le patatine e le patatine fritte non contano).

- **Legumi e fagioli**

Nella dieta DI, il tuo condimento preferito per il peperoncino potrebbe essere il tuo migliore amico.

Il cibo, specialmente i carboidrati, fornisce energia per l'esercizio fisico. Non ti stiamo suggerendo di impazzire con i carboidrati, quindi includere carboidrati a basso contenuto calorico come legumi e fagioli nella tua dieta non può farti male. Questo ti aiuterà a rimanere vigile durante il periodo di digiuno.

Inoltre, ingredienti come fagioli neri, ceci, lenticchie e piselli hanno dimostrato di aiutare le persone a perdere peso, soprattutto se non sono a dieta.

- **Probiotici**

Cosa vogliono mangiare di più le piccole creature del tuo stomaco? Sia la consistenza che la varietà sono essenziali. Se hanno fame, significa che non sono a loro agio. E se il tuo stomaco non è a suo agio, potresti notare degli effetti collaterali spiacevoli, come la stitichezza.

Aggiungete alla dieta ingredienti ricchi di probiotici, come kefir, kombucha e crauti, per combattere questa sgradevolezza.

- **Bacche**

Questi classici frullati sono pieni di vitamine e minerali. Questo non è nemmeno l'aspetto più eccitante. Le persone che hanno mangiato molti flavonoidi, come quelli contenuti nelle fragole e nei mirtilli, hanno avuto aumenti di BMI più bassi per 14 anni rispetto agli individui che non hanno mangiato bacche, secondo un rapporto del 2016.

- **Uova**

Un uovo grande ha 6,24 g di proteine e ci vogliono solo pochi minuti per prepararlo. E, soprattutto quando si mangia meno, avere più proteine possibili è fondamentale per rimanere sazi e costruire muscoli.

Gli uomini che hanno fatto una colazione a base di uova piuttosto che un bagel hanno avuto meno fame e hanno mangiato meno durante il giorno, secondo un sondaggio del 2010.

Per dirla in un altro modo, se state cercando qualcos'altro da fare durante il vostro digiuno, perché non far bollire un mucchio di uova? E, quando il momento è perfetto, dovresti mangiarle.

- **Dadi**

Mentre le noci sono più caloriche di molti altri snack, hanno qualcosa che la maggior parte degli snack non ha: i grassi sani.

Anche non pensare alle calorie! Secondo un rapporto del 2012, una porzione da 1 oz. di mandorle (circa 23 noci) contiene il 20% di calorie in meno rispetto alle indicazioni dell'etichetta.

Secondo il rapporto, la masticazione non rompe completamente le pareti cellulari delle mandorle, il che tiene al sicuro una parte della noce e impedisce che venga assorbita dal corpo attraverso la digestione. Di conseguenza, mangiare mandorle potrebbe non fare così tanta differenza nel tuo regolare apporto calorico come si potrebbe pensare.

- **Cereali integrali**

Le diete e l'uso dei carboidrati tendono a cadere sotto due categorie distinte. Questo non è sempre il caso, come sarete felici di imparare. Dal momento che i cereali integrali sono ricchi di fibre e nutrienti, una piccola quantità vi terrà soddisfatti per molto tempo.

Quindi esci dalla tua zona di comfort e prova bulgur, farro, farro, amaranto, kamut, miglio, freekeh o sorgo.

Attenzione

Stanchezza, mal di testa e irritabilità sono tutti effetti collaterali del DI. Se non bevi abbastanza acqua durante il digiuno, potresti disidratarti.

Secondo studi sui ratti, il DI può anche portare all'infertilità. Gli atleti noteranno spesso che il ritmo dei loro allenamenti nel ciclo energetico li porta a rompere il muscolo piuttosto che svilupparlo.

Il digiuno è, quindi, teoricamente impraticabile a lungo termine, poiché può contribuire ad abbuffarsi durante le ore di festa, il che minerebbe qualsiasi sforzo di perdita di peso.

Se si consumano gli alimenti di cui sopra durante la dieta yo-yo, non possono avere i benefici nutrienti che si desiderano. Quando il corpo è stressato perché non consuma abbastanza calorie, non può utilizzare gli alimenti che puoi consumare al loro massimo potenziale.

La riduzione di peso a lungo termine che è costante e duratura può essere migliore. Dato che non c'è alcuna letteratura sull'IF in questo momento, le conseguenze a lungo termine rimangono in gran parte sconosciute.

Prima di iniziare il DI, parla con un dietologo o un nutrizionista per assicurarti che sia giusto per te.

DI non è un invito ad abbuffarsi; è un momento per essere selettivi con ciò che si mangia. E che tu sia a digiuno o meno, gli ingredienti di questo libro dovrebbero essere una parte importante della tua dieta.

3.2 Alimenti da consumare e da evitare durante il digiuno intermittente

Mangiare verdura e frutta quando si segue una dieta a digiuno intermittente e smettere di mangiare snack zuccherati e lavorati.

Il digiuno intermittente comporta l'alternanza di tempi di alimentazione e digiuno.

Il digiuno intermittente, secondo i sostenitori, è un modo sano e facile per ridurre il peso e aumentare la forma fisica. Dicono che è più semplice da rispettare rispetto ad altre diete e che ha una maggiore versatilità rispetto alle tradizionali diete ipocaloriche. "Piuttosto che fare affidamento su una restrizione dietetica permanente, il digiuno intermittente è un modo di abbassare le calorie limitando il proprio consumo per molti giorni alla settimana e consumando normalmente solo il resto dei giorni", dice Lisa Jones, una dietista autorizzata a Philadelphia.

È fondamentale ricordare che il digiuno intermittente è un concetto piuttosto che una dieta rigorosa.

Secondo Anna Kippen, una dietista autorizzata a Cleveland, "DI è una parola ombrello per il modello alimentare che comporta cicli di non-digiuno e digiuno in periodi fissi. "Il digiuno intermittente si presenta in una varietà di modi".

L'alimentazione limitata nel tempo è uno dei metodi più comuni. Raccomanda di nutrirsi solo per otto ore al giorno e di digiunare per le successive 16 ore. "Ci aiuterà a perdere peso mentre permette ancora al nostro intestino e agli ormoni di rilassarsi tra i pasti durante il nostro 'digiuno'", dice Kippen.

La strategia 5:2, in cui si mangia normalmente e in modo sano per cinque giorni alla settimana, è un'altra soluzione comune. Si mangia solo un pasto al giorno nei restanti due giorni della settimana, che può essere tra le 500 e le 700 calorie. "Questo aiuta il nostro corpo a rilassarsi mentre aumenta ancora il numero di calorie che mangiamo durante la settimana", spiega Kippen.

Il DI è stato collegato alla riduzione del peso, all'aumento del colesterolo, alla regolazione dello zucchero nel sangue e alla riduzione dell'infiammazione nella ricerca.

Secondo un rapporto pubblicato, il digiuno prolungato ha effetti ad ampio spettro per molteplici problemi di salute, come l'obesità, malattie cardiovascolari, diabete, tumori e disturbi neurologici.

Secondo Ryan Maciel, un dietologo, "qualunque sia il tipo di digiuno intermittente che vuoi, è fondamentale aderire agli stessi concetti nutrizionali di base al digiuno intermittente come ad altri piani alimentari più sani".

"In realtà, questi (principi) potrebbero essere molto più rilevanti quando si sta andando senza cibo per periodi più lunghi, il che può contribuire alla sovralimentazione in alcune persone", dice Maciel.

Se stai seguendo un piano di digiuno intermittente, ecco alcune linee guida da seguire:

- Mangiate articoli che sono minimamente raffinati per la maggior parte del tempo.
- Abbia una varietà di proteine magre, verdure, frutta, carboidrati intelligenti e grassi buoni nella sua dieta.
- Cucinare ricette deliziose e saporite di cui si può godere.
- Mangia lentamente e con attenzione i tuoi pasti fino a quando sei soddisfatto.

Le diete basate sul digiuno intermittente non includono menu complessi. Tuttavia, aderendo a pratiche alimentari sane, ci sono alcuni elementi che dovrebbero essere consumati e quelli che dovrebbero essere evitati.

In una dieta a digiuno prolungato, si possono consumare i seguenti tre alimenti:

- Frutta
- Proteine magre

- Verdure

Proteine magre

Secondo Maciel, mangiare proteine magre ti rende più sazio più a lungo della maggior parte delle diete e ti aiuta a sostenere o guadagnare muscoli.

Ecco cinque fonti di proteine che sono sia magre che sane:
- Yogurt greco normale
- Tofu e tempeh
- Petto di pollo
- Pesce e crostacei
- Fagioli, lenticchie e piselli

Frutta

Il digiuno intermittente, come ogni altro piano alimentare, richiede il consumo di cibi ricchi di nutrienti. Vitamine, fitonutrienti (nutrienti vegetali), fibre e minerali si trovano comunemente nelle verdure e nella frutta. Queste vitamine, minerali e nutrienti possono ridurre il colesterolo, la regolazione dello zucchero nel sangue e la salute dell'intestino. Un altro vantaggio è il ridotto contenuto calorico di frutta e verdura.

Ecco dieci frutti nutrienti da mangiare durante il digiuno intermittente:
- Albicocche
- Mele
- More

- Mirtilli
- Pesche
- Ciliegie
- Prugne
- Pere
- Anguria
- Arance

Verdure

Le verdure ti aiuteranno a rispettare il tuo piano di digiuno intermittente. È stato dimostrato che una dieta ricca di verdure a foglia verde abbassa il rischio di insufficienza cardiaca, diabete di tipo 2, deterioramento cognitivo, cancro e altre malattie.

Ecco 6 verdure che saranno utili da usare in un piano alimentare intermittente equilibrato:

- Spinaci
- Kale
- Cavolo
- Bietola
- Rucola
- Verdi di bietola

Cibi da cui stare alla larga

Alcuni ingredienti non possono essere consumati come parte del protocollo IF. Evitate i cibi ricchi di grassi, sale e zucchero e ad alto contenuto calorico. "Non vi soddisferanno dopo un digiuno, e potrebbero anche lasciarvi affamati", avverte Maciel. "Non hanno comunque nulla in termini di nutrienti".

Evitare i seguenti alimenti se si sceglie di attenersi a un piano di dieta intermittente:

- Chips per uno spuntino
- Popcorn per microonde

Anche gli alimenti che contengono molto zucchero aggiunto dovrebbero essere evitati. Secondo Maciel, lo zucchero nei cibi confezionati e nelle bevande è privo di sostanze nutritive e contribuisce a creare calorie dolci e vuote, che non è quello che vuoi mentre sei a digiuno intermittente. "Poiché lo zucchero si metabolizza troppo rapidamente, ti lasceranno affamato", aggiunge.

3.3 Elenco degli alimenti per il digiuno intermittente

Non sai cosa mangiare mentre sei a digiuno a intermittenza? La lista definitiva degli alimenti DI, supportata dalla scienza, può aiutarti a ottenere il meglio dal tuo percorso di perdita di peso. È difficile sapere cosa mangiare durante il DI. Questo perché il DI è un'abitudine alimentare piuttosto che una dieta. Con questo in mente, abbiamo creato una lista di alimenti DI che ti manterrà bene mentre perdi peso.

Il programma DI ti insegna quando mangiare, quindi non ti dice quali ingredienti dovresti mangiare. La mancanza di consigli dietetici coerenti può dare la sensazione di poter consumare tutto ciò che si vuole. Altri possono avere difficoltà a selezionare i cibi e le bevande "appropriate" come risultato di questo.

Questi non solo ostacolano i vostri piani di perdita di peso, ma aumentano anche le possibilità di essere malnutriti o troppo nutriti.

3.4 Come scegliere gli alimenti più appropriati

È più essenziale mangiare in modo sano attraverso il digiuno intermittente che perdere peso velocemente. Di conseguenza, scegliere cibi densi di nutrienti come verdure, proteine magre, grassi buoni e frutta è vitale.

La lista degli alimenti per il digiuno intermittente dovrebbe includere:

Per le proteine

Le proteine hanno una RDA (Recommended Dietary Allowance) di 0,8 g per kg di peso corporeo. A seconda dei tuoi obiettivi di fitness e del livello di esercizio, le tue esigenze possono variare.

Le proteine aiutano la perdita di peso abbassando il consumo di calorie, aumentando la sazietà e accelerando il metabolismo.

L'aumento del consumo di proteine spesso aiuta la crescita muscolare quando è abbinato all'allenamento di resistenza. I muscoli bruciano più cal del grasso, quindi avere più muscoli nel corpo migliora il metabolismo.

Secondo un recente rapporto, avere più forza nelle gambe aiuterà gli uomini più sani a liberarsi del grasso della pancia.

La lista degli alimenti a digiuno intermittente per le proteine include:

- Frutti di mare
- Uova
- Prodotti caseari, per esempio yogurt, formaggio e latte
- Fagioli e legumi
- Semi e noci
- Cereali integrali
- Soia

Per i carboidrati

I carboidrati possono rappresentare il 45-65% delle cal giornaliere, secondo le linee guida dietetiche americane

I carboidrati sono la prima fonte di energia per il corpo. Le proteine e i grassi sono gli altri due. I carboidrati si presentano in diversi modi. Ber, amido e zucchero sono i più conosciuti.

I carboidrati hanno una reputazione negativa per promuovere l'aumento di peso. D'altra parte, i carboidrati non sono necessariamente uguali, e non sempre fanno ingrassare.

Il tipo e la quantità di carboidrati che consumi determinano se metti su peso o meno.

Assicuratevi di consumare diete ricche di fibre e di amido ma meno ricche di zucchero.

Secondo un rapporto del 2015, consumare 30 g di birra al giorno aiuta a perdere peso, ad aumentare i livelli di glucosio nel sangue e ad abbassare la pressione sanguigna.

La lista degli alimenti a digiuno intermittente per i carboidrati include:

- Barbabietole
- Patate dolci
- Avena
- Quinoa
- Riso integrale
- Manghi
- Banane
- Bacche
- Mele
- Pere
- Fagioli di rognone
- Carote
- Avocado
- Cavolini di Bruxelles
- Broccoli
- Semi di chia

- Mandorle
- Ceci

Per i grassi

I grassi dovrebbero rappresentare il 20% - 35% delle cal giornaliere, come da 2015 a 2020 Dietary Guidelines for Americans. I grassi saturi non ammettono più del 10 per cento delle cal giornaliere.

A seconda della forma di grasso, può essere fine, malvagio o in qualsiasi punto nel mezzo.

I grassi trans, per esempio, aumentano l'ammanco, abbassano i livelli di colesterolo "buono" e aumentano i livelli di colesterolo "cattivo". I cibi cotti e i prodotti da forno li includono.

I grassi saturi sono stati collegati ad un aumento del rischio di insufficienza cardiaca. Gli esperti, d'altra parte, hanno punti di vista diversi su questo. È prudente consumarli con moderazione. I grassi saturi sono abbondanti nel latte intero, nella carne rossa, nell'olio di cocco e nei prodotti da forno.

I grassi polinsaturi e monoinsaturi sono esempi di grassi sani. È stato dimostrato che questi grassi abbassano il rischio di insufficienza cardiaca, riducono la pressione sanguigna e abbassano il contenuto di lipidi nel sangue.

Questi grassi sono abbondanti nell'olio di arachidi, nell'olio di oliva, nell'olio di girasole, nell'olio di canola, nell'olio di cartamo e negli oli di soia.

La lista degli alimenti a digiuno intermittente per i grassi include:

- Dadi
- Avocado
- Uova intere
- Formaggio
- Semi di chia
- Cioccolato fondente
- Yogurt intero
- Olio extravergine d'oliva

Per promuovere la salute dell'intestino

La salute dell'intestino è legata alla salute fisica, secondo un crescente corpo di prove. Il microbiota è un insieme di miliardi di batteri che vivono nello stomaco.

L'igiene intestinale, il metabolismo e la salute emotiva sono tutti influenzati da questi microbi. Possono anche essere essenziali nel trattamento di una varietà di malattie croniche.

Di conseguenza, dovresti tenere d'occhio quei fastidiosi insetti nello stomaco, in particolare se stai facendo un digiuno intermittente.

La lista degli alimenti DI per un intestino normale e sano include:

- Verdure fermentate
- Tutte le verdure
- Kombuch
- Tempeh
- Kimchi

- Crauti
- Miso

Per mantenere l'intestino sano, gli alimenti menzionati sopra possono anche aiutare a perdere peso:

- Aumentare l'escrezione dei grassi ingeriti attraverso le feci.
- Ridurre l'assorbimento dei grassi dall'intestino.
- Ridurre l'assunzione di cibo.

Per l'idratazione

I criteri regolari, secondo le Accademie Nazionali di Medicina, Ingegneria e Scienza, sono:

Per gli adulti, 15,5 tazze (3,7 l) è giusto.

Per le signore, 11,5 tazze (2,7 l) è giusto.

L'acqua, così come gli alimenti e le bevande contenenti acqua, sono considerati fluidi.

È importante rimanere idratati durante il digiuno intermittente per il tuo benessere. Mal di testa, forte stanchezza e nebbia cerebrale sono tutti sintomi di disidratazione. Se stai ancora soffrendo di questi effetti negativi del digiuno, la disidratazione li farà peggiorare o addirittura diventare fatali.

La lista degli alimenti DI per l'idratazione include:

- Acqua frizzante
- Acqua
- Anguria
- Fragole

- Tè o caffè nero
- Pesche
- Cantalupo
- Latte scremato
- Yogurt normale
- Arance
- Cetriolo
- Lattuga
- Pomodori
- Sedano

Bere molta acqua può anche aiutare a perdere peso. Una ricerca del 2016 mostra che una corretta idratazione può aiutare a perdere peso:

- Aumentare la combustione dei grassi.
- Diminuzione dell'assunzione di cibo o dell'appetito.

Cibi da evitare dalla lista degli alimenti DI

- Grasso trans
- Alimenti trasformati
- Barrette di zucchero
- Bevande zuccherate
- Bevande alcoliche
- Carne lavorata

Cose da fare usando il digiuno intermittente per diete specifiche

Alcune persone sostengono che mescolare il digiuno intermittente con altre diete, come la dieta chetogenica o una dieta vegetariana, può aiutarli a perdere peso più velocemente. Tuttavia, se questo sia così o meno è anche oggetto di dibattito. Se vuoi considerare la combinazione di DI e la dieta keto? Considera i seguenti alimenti nella tua lista di pasti a digiuno intermittente ad alto contenuto di grassi e basso contenuto di carboidrati:

Per i grassi (75 per cento delle calorie giornaliere)

- Dadi
- Avocado
- Uova intere
- Formaggio
- Semi di chia
- Cioccolato fondente
- Yogurt intero
- Olio extravergine d'oliva

Per le proteine (20% delle calorie giornaliere)

- Frutti di mare
- Uova
- Prodotti caseari, per esempio yogurt, formaggio e latte
- Fagioli e legumi
- Semi e noci
- Cereali integrali
- Soia

Per i carboidrati (5 per cento delle calorie giornaliere)

- Barbabietole
- Patate dolci
- Avena
- Riso integrale
- Quinoa

La lista degli alimenti per la dieta vegetariana IF può includere:

Per le proteine

- Semi e noci
- Cereali integrali
- Prodotti caseari, per esempio yogurt, formaggio e latte
- Soia
- Fagioli e legumi

Per i carboidrati

- Barbabietole
- Patate dolci
- Quinoa
- Riso integrale
- Avena
- Manghi
- Banane
- Mele
- Fagioli di rognone

- Bacche
- Pere
- Carote
- Broccoli
- Avocado
- Mandorle
- Cavolini di Bruxelles
- Ceci
- Semi di chia

Per i grassi
- Dadi
- Avocado
- Cioccolato fondente
- Formaggio

3.5 Hack a digiuno intermittente che sono semplici ma efficaci

Non c'è mai stato un modello alimentare così coerente negli ultimi anni, di cui hanno beneficiato così tante persone.

È molto eccitante.

I suoi vantaggi per il nostro benessere sono innegabili.

È ampiamente utilizzato per aiutare le persone a perdere peso.

La spiegazione è semplice: si salta un pasto al giorno, che di solito è la colazione.

Questo si traduce in una riduzione di 600-800 calorie. Può essere un modo importante per perdere peso se combinato con un maggior grado di esercizio e attività.

Il vantaggio è che non si tratta di una dieta tipica in cui si consuma meno per ridurre il peso.

Ci si concentra a non consumare per un periodo stabilito e invece di avere acqua.

Questo accelererebbe il processo di combustione dei grassi nel tuo corpo. Il tuo corpo riceve il messaggio: Non c'è cibo, quindi dovrò dipendere dalle mie riserve di grasso per l'energia.

Inoltre, consumare più cal di quelle che si bruciano in un piccolo lasso di tempo è più difficile che mangiare tutto il giorno.

Livelli di zucchero nel sangue più bassi, pressione sanguigna più bassa, infiammazione ridotta, maggiore risposta insulinica e autofagia sono altri vantaggi.

L'autofagia è infatti un processo evolutivo di recupero delle cellule che il corpo avvia dopo 10 - 12 ore di digiuno, durando fino a 16 ore.

Gli scienziati hanno recentemente scoperto questa influenza. Credono che sia uno dei vantaggi più importanti del digiuno intermittente che aumenterà significativamente la vostra aspettativa di vita se abbinato a uno stile di vita più sano.

Perché il digiuno è utile alla salute?

I nostri antenati dell'età della pietra non avevano lo stesso accesso alle calorie che abbiamo oggi.

Non erano in grado di comprare cibo al negozio. Non potevano andare in un drive-in McDonald's e comprare hamburger e coca XXL e avere qualcosa di commestibile in circa due minuti. C'erano momenti in cui c'era molto da mangiare per giorni e giorni.

Andavano a caccia, uccidevano un animale e sfamavano il resto della loro tribù. La caccia era stata fruttuosa a volte, anche se non sempre.

Nella sconfitta, la natura umana ha dovuto escogitare un modo per fornire supporto energetico al corpo.

Di conseguenza, ha accumulato depositi di grasso come tamponi per i momenti di fame.

Sono stati creati per fornire nutrimento al corpo quando non c'era cibo accessibile.

Essere un po' paffuti era essenziale per l'esistenza della nostra specie. La razza umana non sarebbe potuta sopravvivere se gli uomini dell'età della pietra fossero diventati muscolosi e forti come i body builder atletici. Non ci sarebbero stati depositi di grasso a cui attingere nei momenti di siccità.

Qual è la tua motivazione per il digiuno?

Vorremmo dire subito che sviluppare questa abitudine può essere difficile.

Molte persone vogliono fare un tentativo, ma hanno problemi a stabilire un nuovo programma. Se vuoi raccogliere i frutti del digiuno intermittente, puoi eccellere e trovarlo un compito molto semplice.

Tuttavia, si dovrebbe essere certi del PERCHÉ'.

- Cosa la spinge a farlo?
- Se vuoi perdere peso?
- Vuoi essere più energico e meno stanco durante il giorno?
- Cosa la spinge a fare quello che fa?

È meglio scriverlo e affiggerlo in un posto dove lo userai spesso, come il tuo posto di lavoro.

Cambiare le proprie abitudini alimentari può essere difficile, soprattutto se si è abituati a un appetito vorace. Tuttavia, è probabile, e una volta introdotto, si può trovare una differenza.

Il digiuno 16:8, che comporta 16 ore di non consumo e una finestra di alimentazione di 8 ore, è il più comune. Abbiamo scoperto alcuni trucchi che possono aiutarti a superare il digiuno di 16 ore con una perdita minima di energia e fame.

Il corpo umano è un meccanismo di sopravvivenza che andrà per giorni senza cibo fino a soffrire di anoressia.

Il digiuno intermittente può essere organizzato in vari modi:

Potresti pranzare a mezzogiorno e cenare alle 8 di sera. Questa è l'edizione più diffusa.

Altre persone lo fanno dalle 7 del mattino alle 3 del pomeriggio; non consumano qualcosa fino a quando non vanno a letto.

La prima scelta è più preferibile. Dipende tutto da voi.

I prossimi cinque consigli sono orientati alla variante che si inizia a mangiare nel pomeriggio. Iniziare lentamente.

Non è necessario sbatterci subito la faccia. Non c'è bisogno di affrettarsi.

Il DI non è così semplice come potrebbe sembrare, e niente di utile viene facilmente.

Ci vuole tempo per abituarsi, come per ogni altra abitudine. Lasciate che il corpo si adatti all'ultimo periodo di alimentazione per almeno 20-30 giorni.

Se sei un individuo disciplinato in cerca di un nuovo compito, iniziare subito il digiuno 16:8 potrebbe essere una buona idea. Tuttavia, per la stragrande maggioranza delle persone, è preferibile iniziare lentamente.

Un digiuno di 12 ore dovrebbe essere considerato per primo, in particolare se sei abituato a mangiare dal momento in cui ti svegli fino a quando vai a dormire. All'inizio, la possibilità di sentire i morsi della fame e di ritornare alle vecchie abitudini è alta.

Aumenta lentamente ma costantemente il tempo di digiuno, un'ora alla volta, prima di raggiungere le 16 ore.

Quando sei stato 16 ore senza mangiare, concediti uno dei tuoi pasti più deliziosi. Poi, continua così per almeno 3 - 4 settimane, perché sarebbe più difficile ritornare alle vecchie abitudini.

Entro un paio di giorni, troverete cambiamenti nell'aspetto, nella percezione dell'ansia, nella tranquillità, nell'appetito meno vorace e in qualche chilo perso sulla bilancia.

- **Una tazza di caffè nero**

Il caffè ha il potenziale per essere uno strumento potente. Non ha calorie e ti aiuterà nel tuo viaggio di DI se consumato senza latte o zucchero. Gli scienziati hanno scoperto che bere un caffè di prima qualità nero e senza sostanze chimiche ha effetti brucia grassi. La caffeina avverte il cervello che è completo. È spesso prescritta durante le diete per la perdita di peso per questo scopo.

Se vuoi aiutare il tuo digiuno intermittente, bevi da 2 a 3 tazze di caffè. La prima al mattino, seguita dalla seconda e dalla terza a metà mattina.

Il tè può essere sostituito se non si può bere senza latte. Ha un impatto simile al caffè ma senza calorie.

- **Assicurati di consumare molta acqua**

Questo è uno dei modi più efficaci per rimanere in linea con il tuo digiuno.

Bere molte tazze d'acqua prima del primo pasto della giornata fa sì che il peso si accumuli sulle pareti dello stomaco, indicando la saturazione.

E se non stai facendo il digiuno intermittente, puoi bere un grande bicchiere d'acqua come prima cosa al mattino. Dato che non si consuma per 8 ore e si suda di più, il corpo è al 70% acqua e ha bisogno di idratazione.

- **Cibi ad alto contenuto proteico**

Il cibo con un grande contenuto di carboidrati vi farà tornare presto la fame.

Poiché il picco di insulina può scendere più velocemente se ci sono meno proteine in un pasto, è più probabile che si verifichino attacchi di fame vorace.

Le proteine sono responsabili della saturazione del corpo, della costruzione del sistema muscolare e del mantenimento di un sistema immunitario sano.

Quando si fa un digiuno di 16 ore, cerca di stare lontano il più possibile da cibi ricchi di carboidrati e zuccheri. Invece, consumate una tonnellata di pasti ricchi di proteine, che possono farvi sentire meno affamati e offrirvi più resistenza.

- **Olio d'oliva**

Non dovresti mai trascurare la sua importanza, e dovresti avere i grassi corretti nella tua dieta se vuoi perdere peso.

Giocano un ruolo importante nella produzione ormonale e nel benessere generale.

Le persone che non consumano molti alimenti ricchi di grassi nutrienti, come i semi di lino e l'olio d'oliva, i frutti di mare, le noci e così via, hanno più probabilità di avere problemi ormonali e sono a maggior rischio di sviluppare una varietà di malattie.

L'olio d'oliva è noto per avere una varietà di benefici per la salute, tra cui l'abbassamento dei livelli di zucchero nel sangue.

Si può avere meno fame al mattino se ne consumano 20-30 ml. Puoi versarlo sui tuoi pasti, sulle insalate o anche consumarlo con un cucchiaio.

Il digiuno è stato molto comune negli ultimi anni, e i suoi benefici per la salute sono molto sottovalutati.

È ironico che, per la maggior parte della sua vita, il corpo umano sia stato abituato a digiunare sempre. Il nuovo settore alimentare sta cercando di dirci diversamente per aumentare le entrate della vendita al dettaglio.

Enormi aziende alimentari, come la Nestlé, vogliono che consumiamo il più possibile ogni giorno e il più a lungo possibile.

La colazione è il pasto essenziale della giornata, e frasi simili sono usate per convincerci che mangiare cibo dopo essersi alzati è essenziale

Non siamo qui per giudicare la colazione o qualche altro pasto, e siamo consapevoli che la ricerca ha dimostrato che mangiare una colazione equilibrata e nutriente vi aiuterà a iniziare bene la giornata.

Ma non è così tutti i giorni.

Ci sono occasioni in cui un digiuno è essenziale.

Tenete presente che BREAK-Fast si riferisce all'atto di rompere il proprio digiuno.

I nostri antenati dell'età della pietra non facevano colazione e sembravano sopravvivere molto bene. Da allora, anche i nostri processi digestivi sono rimasti invariati. Ci siamo solo evoluti in un ambiente in cui il cibo è accessibile 24 ore al giorno, sette giorni alla settimana. Indipendentemente dal fatto che tu scelga di liberarti di qualche chilo o che tu sia pronto ad assumerti il compito di cambiare routine, ti consigliamo di provare il digiuno con i consigli di questo libro.

Capitolo 4: I tre programmi di digiuno intermittente

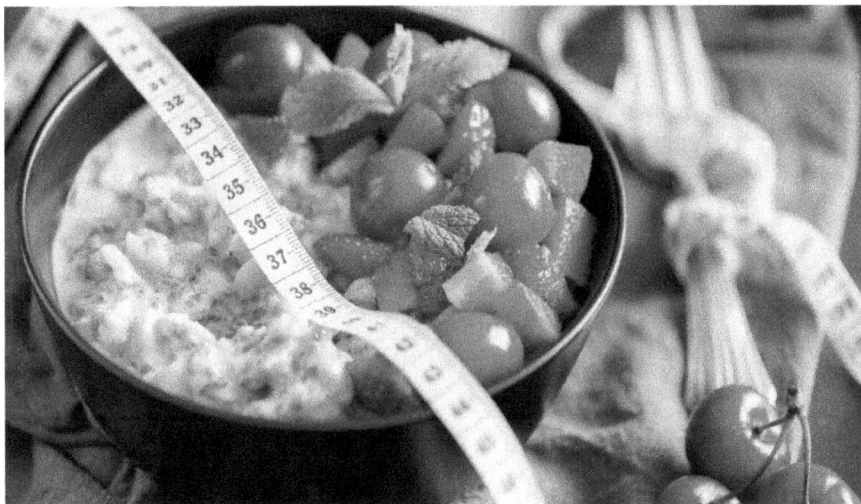

Il digiuno intermittente è stato un movimento di salute comune negli ultimi anni. Si dice che aiuti le persone a perdere peso, ad aumentare la loro forma metabolica e forse anche a vivere più a lungo.

Questa tendenza alimentare può essere affrontata in vari modi. Qualsiasi strategia ha il potenziale per avere successo, ma determinare quale funziona meglio per voi è una decisione personale.

Il digiuno intermittente può essere fatto in sei forme diverse.

4.1 Il metodo 16/8

	DAY 1	DAY 2	DAY 3	DAY 4	DAY 5	DAY 6	DAY 7
THE 16/8 METHOD							
Midnight / 4 AM / 8 AM	FAST	FAST	FAST	FAST	FAST	FAST	FAST
12 PM	First meal	First meal	First meal	First meal	First meal	First meal	First meal
4 PM	Last meal by 8pm	Last meal by 8pm	Last meal by 8pm	Last meal by 8pm	Last meal by 8pm	Last meal by 8pm	Last meal by 8pm
8 PM / Midnight	FAST	FAST	FAST	FAST	FAST	FAST	FAST

Il processo 16/8 comporta il digiuno da 14 a 16 ore al giorno e la limitazione della finestra di alimentazione a 8-10 ore.

Si possono consumare due, tre o anche quattro pasti durante l'alimentazione.

Il guru del fitness Martin Berkhan ha reso popolare questa forma, che è anche riconosciuta come il protocollo Lean gains.

È semplice come non consumare qualcosa dopo cena e saltare la colazione per seguire questo processo di digiuno.

Se fai il tuo ultimo pasto alle 20:00 e non mangi di nuovo prima di mezzogiorno del giorno successivo, avrai digiunato per 16 ore.

Alle donne di solito si consiglia di digiunare solo per 14-15 ore, poiché tendono a lavorare bene con digiuni più brevi.

Questo approccio può essere difficile da regolare all'inizio per chi ha fame al mattino e ama consumare la colazione. Molti breakfast-skipper, invece, si nutrono in questo modo istintivamente.

Puoi bere caffè, acqua e altre bevande ipocaloriche durante il digiuno, facendoti sentire meno affamato.

È importante concentrarsi sul consumo di cibi nutrienti in tutta la finestra alimentare. Se si mangia molto fast food o si consuma un numero malsano di calorie, questo approccio non avrà successo.

Riassunto dell'approccio 16/8:

Gli uomini sono a digiuno per 16 ore e le donne per 14-15 ore ogni giorno. Limiterai il tuo consumo a un arco di otto-dieci ore al giorno, durante il quale consumerai due pasti.

Si raccomandano tre o più pasti.

4.2 La dieta 5:2

THE 5:2 DIET						
DAY 1	DAY 2	DAY 3	DAY 4	DAY 5	DAY 6	DAY 7
Eats normally	Women: 500 calories Men: 600 calories	Eats normally	Eats normally	Women: 500 calories Men: 600 calories	Eats normally	Eats normally

La dieta 5:2 implica mangiare regolarmente cinque giorni alla settimana e limitare il consumo di calorie a 500-600 calorie negli altri due giorni.

Michael Mosley, un giornalista britannico, ha reso popolare questa dieta, conosciuta anche come la dieta rapida.

Nei giorni di digiuno, le donne dovrebbero consumare 500 cal e gli uomini 600 cal.

Si può, per esempio, mangiare regolarmente tutti i giorni tranne il giovedì e il lunedì. Si consumano due piccoli pasti di 250 cal ciascuno per le donne e di 300 cal ciascuno per gli uomini per quei due giorni.

Nessuna prova valuta la dieta 5:2 in sé, come giustamente sottolineano gli oppositori, ma ci sono un sacco di studi sui vantaggi del digiuno intermittente.

Riassunto dell'approccio alla dieta 5:2:

La dieta consiste nel consumare da 500 a 600 calorie due giorni alla settimana

I restanti cinque giorni sono solitamente liberi.

4.3 Smetti di mangiare

EAT-STOP-EAT

DAY 1	DAY 2	DAY 3	DAY 4	DAY 5	DAY 6	DAY 7
Eats normally	24-hour fast	Eats normally	Eats normally	24-hour fast	Eats normally	Eats normally

Una o due volte alla settimana, Eat Stop Eat richiede un digiuno di 24 ore.

Lo specialista del fitness Brad Pilon ha reso popolare questa forma, che è molto comune da qualche anno.

Questo porta a un perfetto digiuno di 24 ore se si digiuna dalla cena di un giorno alla cena del giorno dopo.

Hai fatto un perfetto digiuno di 24 ore se finisci la cena alle 19:00 di lunedì e non ti nutri di nuovo prima della cena delle 19:00 di martedì. Il risultato è lo stesso se digiuni da pranzo a pranzo o da colazione a colazione.

Durante il digiuno, liquidi come caffè, acqua e altre bevande ipocaloriche sono tollerati, ma i cibi solidi no.

Devi seguire una dieta normale durante i cicli di alimentazione mentre cerchi di perdere peso. In altre parole, puoi consumare tanto quanto faresti se non fossi affatto a digiuno.

Un digiuno completo di 24 ore può essere impegnativo per alcuni individui, il che è un possibile svantaggio di questo approccio. Tuttavia, non è necessario andare subito in all-in. È perfetto, per cominciare, dalle 14 alle 16 ore e lavorare per salire.

Riassunto dell'approccio Eat Stop Eat:

Un programma DI con 1 o 2 digiuni di 24 ore ogni settimana.

4.4 Digiuno a giorni alterni

ALTERNATE-DAY FASTING

DAY 1	DAY 2	DAY 3	DAY 4	DAY 5	DAY 6	DAY 7
Eats normally	24-hour fast OR Eat only a few hundred calories	Eats normally	24-hour fast OR Eat only a few hundred calories	Eats normally	24-hour fast OR Eat only a few hundred calories	Eats normally

Digiunate ogni singolo giorno praticando il digiuno a giorni alterni.

Questo approccio è disponibile in una varietà di forme. Durante i giorni di digiuno, alcuni fanno circa 500 calorie.

Questa tecnica è stata utilizzata in diversi studi in provetta che hanno mostrato gli effetti sulla salute del digiuno intermittente.

Un digiuno completo in qualsiasi altro giorno può sembrare eccessivo, quindi non è consigliato ai principianti.

Questo approccio può farvi andare a letto affamati numerose volte alla settimana, il che è spiacevole e difficilmente sarà sostenibile a lungo termine.

Riassunto dell'approccio del digiuno a giorni alterni:

Ti fa digiunare ogni giorno, o non consumando qualcosa o mangiando solo un paio di centinaia di calorie al giorno.

4.5 La dieta del guerriero

THE WARRIOR DIET

	DAY 1	DAY 2	DAY 3	DAY 4	DAY 5	DAY 6	DAY 7
Midnight							
4 AM	Eating only small amounts of vegetables and fruits	Eating only small amounts of vegetables and fruits	Eating only small amounts of vegetables and fruits	Eating only small amounts of vegetables and fruits	Eating only small amounts of vegetables and fruits	Eating only small amounts of vegetables and fruits	Eating only small amounts of vegetables and fruits
8 AM							
12 PM							
4 PM	Large meal	Large meal	Large meal	Large meal	Large meal	Large meal	Large meal
8 PM							
Midnight							

Ori Hofmekler ha reso popolare la Dieta del Guerriero.

In questa dieta, si consumano solo verdure e frutta a pranzo e a cena.

Tutto quello che devi fare è digiunare tutto il giorno e nutrirti entro quattro ore di alimentazione.

La Warrior Diet è stata tra le prime diete IF ad avere successo.

Questo stile di vita ha molti degli stessi principi della dieta paleo - principalmente ingredienti interi e non trasformati.

Riassunto dell'approccio della dieta del guerriero:

La Dieta del Guerriero raccomanda di consumare poche piccole porzioni di frutta e verdura al giorno e poi un grande pasto ogni sera.

4.6 Salto spontaneo dei pasti

SPONTANEOUS MEAL SKIPPING

DAY 1	DAY 2	DAY 3	DAY 4	DAY 5	DAY 6	DAY 7
Breakfast	Skipped Meal	Breakfast	Breakfast	Breakfast	Breakfast	Breakfast
Lunch	Lunch	Lunch	Lunch	Lunch	Lunch	Lunch
Dinner	Dinner	Dinner	Dinner	Skipped Meal	Dinner	Dinner

Non è necessario perseguire un regime formale di digiuno intermittente per godere delle ricompense. Inoltre, si può scegliere di andare un giorno o due senza cibo, ad esempio quando si è occupati e non ci si vuole nutrire.

L'idea che la gente dovrebbe nutrirsi ogni poche ore per evitare di colpire la modalità fame o di perdere il muscolo non ha molta validità. si può andare per lunghi tratti senza cibo senza causare al corpo un momento difficile

Se non avete molta fame il giorno, fate una buona colazione ma un pranzo e una cena leggeri. Se sarete fuori e non avete qualcosa che vi piace consumare, fate un piccolo o nessun pasto. Questo è essenzialmente un digiuno intermittente, sia che salti solo uno o due pasti.

Assicuratevi di consumare cibi nutrienti in altre occasioni al giorno.

Riassunto dell'approccio Spontaneous Meal Skipping:

Un'alternativa al tradizionale approccio del digiuno intermittente è quella di saltare uno o due pasti quando non si ha fame o non se ne ha la possibilità.

Si prega di notare

Anche se il digiuno intermittente può essere uno strumento efficace per la perdita di peso, alcune persone pensano che non sia efficace per le donne. Gli individui che hanno o sono predisposti a disturbi alimentari dovrebbero evitarli.

Potresti voler fare un tentativo, quindi scegli la tua dieta con attenzione. Non puoi permetterti di consumare cibi malsani durante il periodo che stai consumando e aspettarti di ottenere risultati sani.

Capitolo 5: Come sviluppare un programma di digiuno appropriato

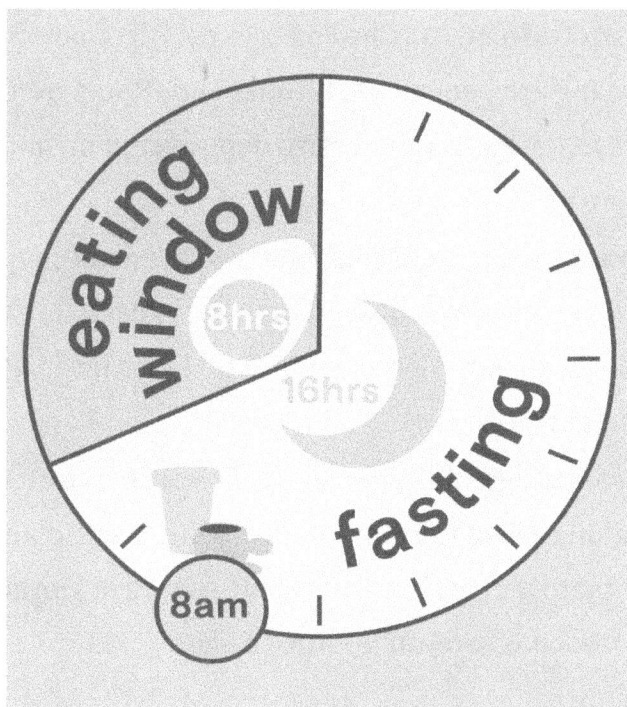

5.1 Il modo più semplice per iniziare il digiuno intermittente

Il modo più semplice per iniziare il digiuno intermittente con il piede giusto e prevenire gli errori è quello di sottolineare il valore del consumo di cibi integrali puliti quando si è a digiuno.

Ma prima, diamo un'occhiata alle diverse forme di digiuno in modo da poter capire qual è quella giusta per te. Questo è fondamentale, come sapete. Scegliete la strategia che credete possa darvi i migliori risultati e iniziate. Entrambe le scelte sono fattibili, a seconda dello stile di vita e degli obiettivi finali. Cominciamo:

- **Il metodo 16/8:** Che consiste nel digiunare per 16 ore e mangiare bene per le 8 rimanenti. Rompere il digiuno alle 12 del giorno successivo dopo aver mangiato l'ultimo pasto alle 20.

- **La tecnica 5/2:** Si consuma regolarmente cinque giorni della settimana e si selezionano solo pasti da 500 a 600 calorie al giorno per i restanti due giorni (da 250 a 300 cal ogni pasto).

- **La strategia Stop-Mangia-Stop:** In questo regime si digiuna per 24 ore una o due volte a settimana. Se sei abituato a mangiare tre o quattro pasti al giorno, questo potrebbe essere un approccio scoraggiante da adottare all'inizio.

- **L'approccio a giorni alterni:** La regola di questo metodo è di nutrirsi a giorni alterni. È normale consumare 500 cal nei giorni di digiuno e consumare quello che vuoi nei giorni di non digiuno.

- **Il processo di salto del pasto casuale:** Questo metodo DI comporta il salto dei pasti quando è necessario. Ne guadagnerete anche se non è un sistema regolato.

5.2 Benefici del digiuno intermittente

È importante considerare l'impatto di una dieta a digiuno sul tuo corpo per rimanere a bordo e raggiungere i tuoi obiettivi. Sapere cosa aspettarsi ti aiuterà a rimanere motivato mentre ti adatti al DI.

- Poiché non si mangia per aumentare i livelli di glucosio nel sangue, il digiuno intermittente abbassa i livelli di insulina. Di conseguenza, il corpo attinge nutrimento dalle riserve di grasso.

- Un migliore apporto di sangue al cervello aumenta l'acutezza neurologica ed emotiva.

- I livelli di energia aumenterebbero.

- I livelli di ormone umano della crescita aumentano, il che ha un impatto benefico sulla crescita della massa muscolare e sulla densità ossea.

- Quando le cellule invecchiate muoiono, vengono fissate e sostituite.

- I reni aiutano a ridurre la pressione sanguigna rimuovendo il sale e l'acqua extra. Questo aiuta ulteriormente a ridurre l'infiammazione nel corpo.

- La quantità di colesterolo cattivo (LDL) diminuisce, mentre la quantità di colesterolo buono (HDL) aumenta.

5.3 Se gli errori e i modi per evitarli

- **Scendere velocemente con il digiuno intermittente**

Uno dei più grandi errori che si possono fare è quello di iniziare così rapidamente. Vi preparerete al fallimento se vi buttate nel DI senza prima averci fatto l'abitudine. Può essere difficile passare dal consumo di tre pasti normali o sei piccoli pasti al giorno al consumo in un arco di tempo di quattro ore, per esempio.

Invece, alla fine, introduci il digiuno. Se scegliete di usare il processo 16/8, aumentate gradualmente il periodo tra i pasti in modo da poter funzionare facilmente in 12 ore. Poi, per portare la finestra a 8 ore, aggiungete qualche minuto al giorno prima di arrivarci.

- **Scegliere il piano di digiuno intermittente sbagliato**

Hai comprato cibi integrali come pesce e pollame, frutta e verdura, e contorni nutrienti come legumi e quinoa, e sei disposto a perseguire il digiuno intermittente per la perdita di peso. Il problema è che non hai selezionato la strategia di

DI che garantirà il tuo rendimento. Se vai in palestra sei giorni a settimana, digiunare assolutamente in due di quei giorni potrebbe non essere l'opzione migliore per te.

Piuttosto che saltare in una strategia senza preoccuparsene, esamina il tuo stile di vita e scegli il piano che meglio si adatta alla tua routine e ai tuoi comportamenti.

- **Mangiare eccessivamente nella finestra del digiuno**

Il tempo ridotto che rimane per consumare richiede di mangiare meno calorie, che è uno dei motivi per cui gli individui vogliono perseguire il digiuno intermittente. D'altra parte, alcuni individui possono consumare il loro solito numero di calorie durante la finestra di digiuno. È possibile che non si perda peso per questo motivo.

Non consumare l'apporto calorico giornaliero di 2000 cal nello slot. Puntate invece a un apporto calorico di 1200 - 1500 cal durante il periodo in cui rompete il digiuno. Se digiuni per quattro, sei o otto ore, il numero di pasti che consumi può essere determinato dalla durata della finestra di digiuno. Se ti trovi in uno stato di fame e hai bisogno di nutrirti, ripensa alla dieta che vuoi perseguire, o prenditi un giorno di pausa dal DI per concentrarti, poi torna in pista.

- **Nella finestra del digiuno, mangiando i cibi sbagliati**

La sovralimentazione va di pari passo con l'errore del

Digiuno Intermittente di consumare le cose sbagliate. Non vi sentirete bene se avete un tempo di digiuno di sei ore e lo riempite di cibi elaborati, salati o zuccherati.

Il pilastro della tua dieta diventa la carne magra, i grassi buoni, le mandorle, i legumi, i cereali non trasformati e le verdure e la frutta sane. Inoltre, mentre non sei a digiuno, tieni a mente alcune idee di cibo sano:

Piuttosto che mangiare in un pub, cucinate e mangiate a casa.

Leggi le etichette delle diete e informati sugli additivi, tra cui lo sciroppo di mais ad alto contenuto di fruttosio e l'olio di palma raffinato che non è permesso.

Fate attenzione agli zuccheri nascosti e limitate il consumo di sodio.

Invece di ingredienti raffinati, preparate cibi interi.

Fibre, carboidrati e grassi equilibrati e proteine magre possono essere tutti presenti nel vostro piatto.

- **Limitazione delle calorie nella finestra del digiuno**

E c'è un fenomeno come la restrizione calorica che è eccessiva. Non è sicuro mangiare meno di 1200 cal durante la finestra di digiuno. Non solo, ma ha il potenziale di rallentare il tuo tasso metabolico. Se ritardi il tuo metabolismo così a lungo, inizierai a perdere massa muscolare invece di guadagnarla.

Per smettere di fare questo errore, pianifica i tuoi pasti per la settimana nel fine settimana. Avrai pasti equilibrati e nutrienti a portata di mano in pochissimo tempo. Quando è il momento di mangiare, potrete scegliere tra varie opzioni buone, gustose ed equilibrate dal punto di vista calorico.

- **Rompere il digiuno intermittente senza rendersene conto**

È necessario essere consapevoli dei rompi-digiuno segreti. Vi siete resi conto che anche il sapore dello zucchero fa sì che il cervello rilasci insulina? Questo innesca il rilascio di insulina, essenzialmente interrompendo lo sballo. Ecco alcuni cibi, integratori e oggetti inaspettati che possono interrompere un digiuno e scatenare una risposta insulinica:

1. Integratori contenenti pectina e maltodestrina e altri additivi
2. Lo zucchero e il grasso sono usati negli integratori come le vitamine degli orsetti gommosi.
3. Usare collutorio e dentifricio con xilitolo come dolcificante
4. Lo zucchero può essere usato nell'involucro di antidolorifici come Advil.

Rompere il digiuno è un errore comune del Digiuno Intermittente. Quando non ti nutri, pulisciti i denti con una miscela di acqua e bicarbonato di sodio, e controlla attentamente le etichette prima di consumare integratori e vitamine.

- **Bere in modo insufficiente durante il digiuno intermittente**

Il DI richiede che tu rimanga idratato. Tieni presente che il corpo non assorbe l'acqua che normalmente viene assorbita con il cibo. Di conseguenza, se non sei paziente, gli effetti collaterali potrebbero buttarti giù. Se ti incoraggi a essere disidratato, puoi sperimentare nausea, crampi muscolari e fame estrema.

Includere anche il seguente nella giornata per prevenire questo errore per evitare segni spiacevoli tra cui crampi e mal di testa:

1. acqua
2. 2 cucchiai di aceto di sidro di mele e acqua (questo potrebbe anche frenare la tua fame)
3. una tazza di caffè nero
4. Tè verde, tè nero, tè alle erbe, tè oolong

- **Quando si è a digiuno a intermittenza, le persone non fanno davvero esercizio**

Alcune persone presumono di non poter fare esercizio durante un periodo di DI, quando invece è la circostanza perfetta. L'esercizio fisico fa bruciare il grasso che si è accumulato nel corpo. Inoltre, quando si fa esercizio, i livelli di ormone umano della crescita aumentano, favorendo la crescita muscolare. Ci sono, però, alcune linee guida da rispettare per ottenere il massimo dagli allenamenti.

Tenete a mente i seguenti punti per ottenere i massimi risultati dai vostri sforzi:

1. Fai coincidere i tuoi allenamenti con gli orari dei pasti e consuma carboidrati e proteine nutrienti solo entro trenta minuti dalla fine dell'allenamento.

2. Se l'allenamento è faticoso, assicuratevi di nutrirvi prima per ricostituire le riserve di glicogeno.

3. Concentra l'allenamento sul metodo di digiuno; se stai digiunando per 24 ore, non fare qualcosa di faticoso ogni giorno.

4. Durante lo swift, e in particolare durante l'esercizio, rimanete idratati.

5. Fate attenzione ai segnali del corpo; se cominciate a sentirvi stanchi o storditi, fate una pausa o smettete di allenarvi.

- **Diventare così duri con se stessi mentre si è a digiuno a intermittenza se si scivola**

Un errore non significa perdita! Avrai dei giorni in cui una dieta DI è particolarmente difficile, e non pensi di essere in grado di continuare. È perfettamente accettabile fare una pausa se necessario. Metti da parte un giorno per rifocalizzarti. Attieniti al piano alimentare bilanciato, ma concediti delle sorprese come un fantastico frullato proteico o un piatto di nutrienti broccoli e manzo il giorno dopo.

Non scivolare nella fossa di avere il digiuno intermittente che prende il sopravvento su tutta la tua vita. Consideralo una parte della tua buona routine, ma non dimenticare di prenderti cura di te stesso in altri modi. Goditi un libro, leggi, fai un po' di esercizio, passa più tempo con i tuoi amici e vivi nel modo più sano possibile. Fa solo parte del processo di essere la versione più forte di te stesso.

Capitolo 6: Come esercitarsi in modo sicuro durante il digiuno intermittente

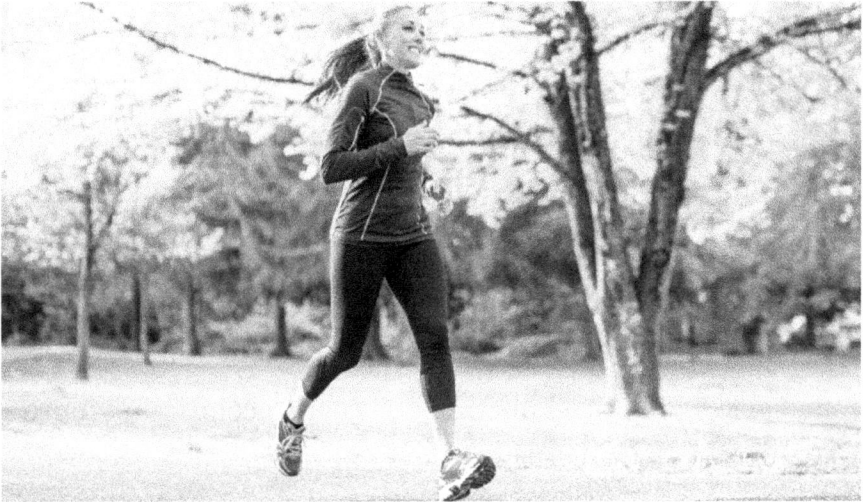

6.1 I benefici e i rischi dell'esercizio fisico a digiuno

Se sei nuovo al digiuno intermittente o se sei a digiuno per qualche causa e vuoi continuare ad allenarti, ci sono alcuni pro e contro da ricordare quando decidi di allenarti a digiuno.

Secondo alcuni studi, l'esercizio fisico a digiuno cambia la biochimica e il metabolismo muscolare, che sono legati alla sensibilità all'insulina e al controllo del livello di zucchero nel sangue.

Mangiare e fare esercizio subito dopo, fino alla digestione o all'assorbimento, ha spesso dimostrato di essere benefico. Questo è particolarmente significativo per le persone che hanno il diabete di tipo 2 o soffrono di sindrome metabolica.

Secondo Chelsea Amengual, un vantaggio del digiuno è che i carboidrati accumulati, identificati come glicogeno, sono più definitivamente esauriti, il che significa che brucerai più grassi per alimentare il tuo esercizio.

La prospettiva di bruciare più grassi suona attraente? C'è uno svantaggio nella tendenza del cardio a digiuno che dovresti conoscere prima di saltare a bordo.

È probabile che se ci si allena a digiuno, il corpo può iniziare a scomporre i muscoli e usare le proteine come cibo, secondo Amengual. "E inoltre, è più probabile che tu colpisca un muro", continua, "il che ti assicura che avrai meno resistenza e non sarai in grado di allenarti tanto o fare altrettanto bene".

IF e l'esercizio a lungo termine non sono adatti. "Il corpo si riduce di calorie e di energia, il che può causare il rallentamento del metabolismo", continua.

Dovresti fare esercizio mentre sei a digiuno?

- Sareste in grado di bruciare più grassi.
- Se si digiuna per un periodo di tempo prolungato, il metabolismo può rallentare.
- Potresti non essere in grado di fornire il massimo sforzo durante gli allenamenti.

- Si può perdere la massa muscolare o semplicemente essere in grado di mantenere la massa muscolare piuttosto che svilupparla.

6.2 Ottenere una buona sessione di allenamento a digiuno

Se scegliete di perseguire il digiuno intermittente mentre continuate a fare esercizio, ci sono alcuni elementi che potete fare per mantenere il vostro allenamento più riuscito.

- **Considera il ritmo**

Quando si tratta di rendere l'allenamento più efficace quando si è a digiuno, ci sono tre cose da considerare: se si può esercitare prima, dopo o dopo la finestra di rifornimento.

Il protocollo 16:8 è una forma comune di DI. L'idea prevede di mangiare tutto durante un periodo di 8 ore di rifornimento prima di digiunare per 16 ore.

"Allenarsi prima della finestra è meglio per qualcuno che fa bene durante un allenamento a stomaco vuoto, e allenarsi durante la finestra è buono per qualcuno che non vuole allenarsi a stomaco vuoto ma ha bisogno di approfittare della nutrizione post-allenamento", dice. Durante è la scelta più sicura per il successo e la rigenerazione, secondo Shuff.

Continua: "Dopo la finestra è per coloro che vogliono allenarsi dopo il rifornimento ma non hanno tempo per farlo durante la finestra di alimentazione".

- **Decidi il tipo di esercizio che puoi eseguire in base alle tue macro**

Lynda Lippin, un trainer di fitness autorizzato, dice che è essenziale prestare attenzione ai macronutrienti che si consumano il giorno prima e dopo l'allenamento.

Gli esercizi di potenza, per esempio, necessitano di ulteriori carboidrati il giorno dell'esercizio, mentre gli allenamenti a intervalli cardio/ad alta intensità possono essere eseguiti in un giorno di carboidrati inferiore, descrive.

- **Per sviluppare o sostenere la forza, mangiare gli alimenti giusti durante l'esercizio**

Secondo il Dr. Niket Son pal, il modo più semplice per combinare DI e fitness è quello di programmare i vostri esercizi durante i vostri cicli alimentari in modo che i vostri livelli di nutrizione siano al massimo.

"È anche essenziale per il corpo avere proteine dopo un esercizio di sollevamento così pesante per aiutare nella rigenerazione", continua.

Amengual raccomanda di mangiare carboidrati e circa 20 g di proteine entro trenta minuti dall'allenamento dopo un esercizio di forza.

6.3 Come ci si allena comodamente a digiuno?

L'efficacia di qualsiasi programma di riduzione del peso o di fitness è determinata da quanto è sicuro da mantenere nel tempo. Mantieniti nella zona sicura se il tuo obiettivo generale è quello di perdere grasso corporeo e preservare il tuo livello di salute quando fai DI. Ecco alcuni suggerimenti professionali per aiutarvi a farlo.

- **Seguire strettamente l'esercizio da lieve ad alta intensità con un pasto**

Questo è il momento in cui il valore della preparazione dei pasti entra in azione. È fondamentale, secondo Khorana, mangiare prima di un esercizio a bassa o alta intensità. Di conseguenza, il corpo può avere delle scorte di glicogeno da cui attingere per alimentare l'esercizio.

- **Mantenersi idratati**

È importante notare che il digiuno non implica la disidratazione, secondo Sonpal. In realtà, consiglia di bere più acqua durante il digiuno.

- **Mantenere un sano equilibrio elettrolitico**

L'acqua di cocco, secondo Sonpal, è una fonte di idratazione sana e ipocalorica. Sostiene che reintegra gli elettroliti, ha un buon sapore ed è a basso contenuto di calorie. Smettere di consumare troppo Gatorade o bevande atletiche poiché sono ricche di zucchero.

- **Mantenere un basso livello di intensità e durata**

Riposati se ti senti la testa leggera o le vertigini dopo aver spinto così tanto. È importante prestare attenzione al corpo. Pensate al tipo di digiuno che farete.

Se stai facendo un digiuno sporadico di 24 ore, Lippin raccomanda di fare esercizi a bassa intensità come:

1. Jogging
2. Yoga per rilassarsi
3. Il Pilates è un allenamento dolce

Tuttavia, poiché la maggior parte della finestra di digiuno di 16 ore viene trascorsa la sera, dormendo, e la mattina presto se si sta facendo il digiuno 16:8, mantenere una certa forma di allenamento non è così essenziale.

6.4 Prestare attenzione al corpo

Quando ci si allena durante il digiuno intermittente, la cosa essenziale da ricordare è ascoltare il proprio corpo.

"Se tendi a sentirti stanco o stordito, è probabile che tu abbia un basso livello di zucchero nel sangue o sia disidratato", dice Amengual. Se questo è il caso, consiglia di iniziare con una bevanda di carboidrati ed elettroliti e poi mangiare un pranzo ben bilanciato.

Anche se l'esercizio fisico e il DI possono essere benefici per alcuni individui, altri potrebbero sentirsi a disagio nell'esercitarsi durante il digiuno.

Prima di iniziare qualsiasi dieta o regime di fitness, consultare il medico o un operatore sanitario.

6.5 È possibile perdere peso più velocemente se ci si allena a stomaco vuoto?

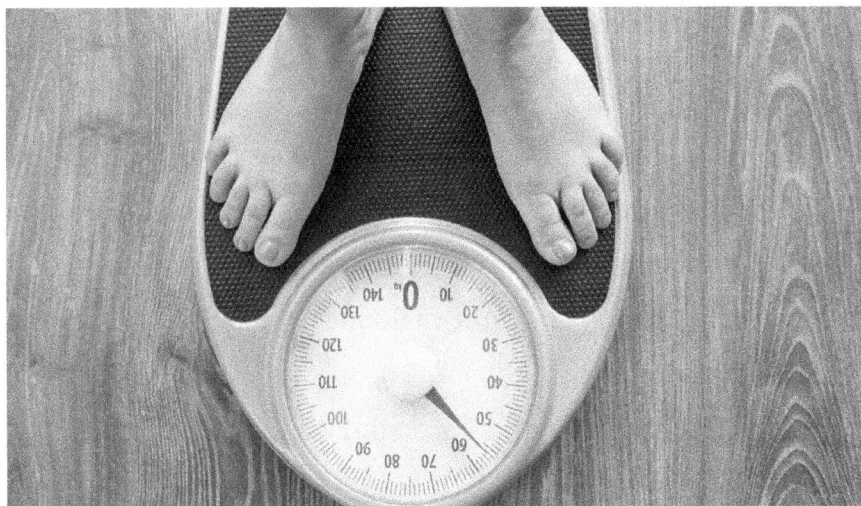

Ti hanno mai consigliato di allenarti a stomaco vuoto? Il cardio a digiuno, o il cardio eseguito prima o dopo aver mangiato, è un argomento comune nella comunità della salute e della dieta.

Ci sono sostenitori e detrattori, come per molti fenomeni di benessere.

Alcuni individui lo considerano un modo facile e veloce per perdere peso, mentre altri pensano che sia uno spreco di tempo e fatica.

Il cardio a digiuno non indica spesso che si sta seguendo un programma di digiuno intermittente. Può essere semplice come andare a correre per prima cosa al mattino e poi fare colazione. I vantaggi e le insidie del cardio a digiuno sono stati affrontati con tre esperti di salute e dieta. Questo è ciò che hanno da suggerire al riguardo.

- **Fare un tentativo:** Potresti essere in grado di bruciare più grassi se fai del cardio a digiuno.

Nei circoli della perdita di peso e dell'esercizio fisico, usare il tapis roulant o la cyclette per una sessione di allenamento prima di mangiare è popolare. La prospettiva di perdere più grasso è spesso la motivazione principale. Ma come funziona in pratica?

Emmie Satrazemis, una nutrizionista sportiva con licenza, dice: "Non avere calorie extra o cibo a portata di mano da un pasto recente o da uno spuntino pre-allenamento spinge il corpo a concentrarsi sul carburante immagazzinato, che tende ad essere glicogeno e grasso immagazzinato".

L'esercizio al mattino dopo aver digiunato per 8 - 12 ore durante il sonno, secondo una fonte attendibile, vi aiuterà a bruciare fino al 20 per cento di grasso in più. Tuttavia, alcuni studi indicano che ha poco effetto sulla perdita totale di grasso.

- **Saltalo:** Se stai cercando di guadagnare massa muscolare, consumare prima di un esercizio cardio è necessario.

Tuttavia, c'è una distinzione da fare tra l'aumento della massa muscolare e il suo mantenimento.

"Finché si consumano abbastanza proteine e si usano i muscoli, si dimostra che la massa muscolare è molto ben mantenuta, anche in un deficit cal," spiega Satrazemis.

Questo perché gli aminoacidi non sono ideali come i carboidrati e i grassi immagazzinati mentre il tuo corpo è alla ricerca di cibo. Satrazemis, d'altra parte, sostiene che la fornitura di energia istantanea è minima e che esercitarsi troppo duramente per troppo tempo quando si è a digiuno può causare l'esaurimento dell'energia o iniziare a rompere più muscoli.

Sostiene anche che mangiare dopo un allenamento ti aiuta a rigenerare questi depositi e a guarire i danni muscolari che si sono verificati durante l'allenamento.

- **Fare un tentativo:** Ami il modo in cui il cardio a digiuno aiuta il tuo corpo a suonare.

Questa spiegazione può sembrare ovvia, ma non è insolito chiedersi perché facciamo le cose, anche se ci rendono felici. Di conseguenza, Satrazemis ritiene che la scelta di perseguire il cardio a digiuno sia personale.

"Ad alcune persone piace allenarsi a stomaco vuoto, mentre altre fanno meglio mentre mangiano", spiega.

- **Non farlo: Le** attività che richiedono molta forza e ritmo possono essere fatte con il cibo nello stomaco.

Come per David Chesworth, un allenatore di fitness con licenza ACSM, se avete intenzione di fare un esercizio che richiede grandi quantità di forza o ritmo, potete mangiare prima di fare certi esercizi.

Spiega perché il glucosio è il miglior carburante per le operazioni di forza e ritmo, poiché è il tipo di energia più veloce. "La fisiologia di solito non fornisce gli strumenti ottimali per questa forma di lavoro in uno stato di digiuno", aggiunge Chesworth. Di conseguenza, se si vuole diventare veloci e forti, consiglia di allenarsi dopo aver mangiato.

- **Fai un tentativo:** Se hai a che fare con problemi gastrointestinali, il cardio a digiuno può essere benefico.

Se si mangia un pasto o forse anche uno spuntino prima di eseguire l'esercizio, si può sentire la nausea durante l'allenamento. "Questo è particolarmente valido al mattino, così come con cibi ricchi di fibre e di grassi", dice Satrazemis. Se non puoi permetterti un pasto più grande o non hai almeno due giorni per elaborarlo, ti conviene mangiare qualsiasi cosa con un semplice apporto energetico o fare esercizio a digiuno.

- **Non farlo:** hai un problema medico.

Devi essere in forma smagliante per fare cardio a digiuno. Dovresti anche ricordare i problemi di salute come la pressione bassa o il basso livello di zucchero nel sangue, che possono indurre vertigini e metterti a rischio di lesioni, secondo Satrazemis.

6.6 Consigli per eseguire il cardio a digiuno

Se volete tentare il cardio a digiuno, tenete a mente le seguenti linee guida per garantire la vostra sicurezza:

- Non fare esercizio per più di 60 minuti senza consumare.
- Scegliete esercizi che siano da lievi a bassi livelli di intensità.
- Bere acqua è una parte del cardio a digiuno, quindi rimanete idratati.
- Ricorda che il tuo stile di vita generale, in particolare la tua dieta, ha un impatto maggiore sulla tua perdita o aumento di peso rispetto alla frequenza dei tuoi allenamenti.
- Presta attenzione alla salute e fai ciò che ti fa sentire bene. Se non sei sicuro se puoi eseguire il cardio a digiuno o meno, chiedi consiglio a un nutrizionista autorizzato, a un personal trainer o a un medico.

6.7 Tipi di DI che sono i migliori per le donne

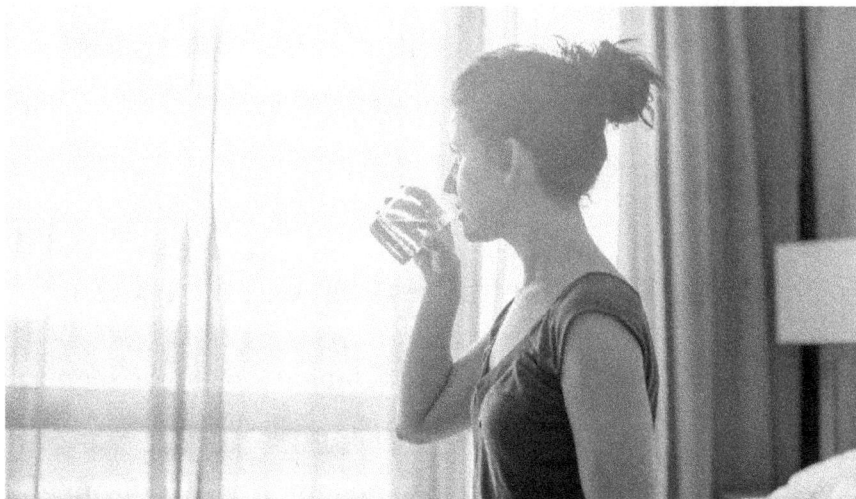

Non esiste una soluzione unica per le diete. Questo vale anche per il digiuno prolungato.

Le donne possono, in media, avere un approccio più calmo al digiuno rispetto agli uomini.

Tempi di digiuno più brevi, meno giorni di digiuno, e mangiare una quantità limitata di cal nei giorni di digiuno sono anche scelte potenziali.

Ecco alcune delle migliori opzioni di digiuno intermittente per le donne:

- **Metodo Crescendo**

12-16 ore di digiuno due volte alla settimana per 2 o 3 giorni. I giorni di digiuno non devono essere concomitanti e devono essere distribuiti uniformemente durante la settimana (lunedì, mercoledì e venerdì).

- **Il protocollo Eat-Stop-Eat (conosciuto anche come il protocollo delle 24 ore)**

Una o due volte a settimana, fai un digiuno completo di 24 ore (massimo 2 volte a settimana per le donne). Iniziare con digiuni di 14-16 ore e andare avanti.

- **Dieta 5:2 (conosciuta anche come "La dieta veloce")**

Due giorni alla settimana, limitate le cal al 25% della vostra dieta abituale (circa 500 cal) e mangiate regolarmente gli altri cinque giorni. I giorni di digiuno possono essere separati da un giorno.

- **Digiuno a giorni alterni aggiornato**

I giorni alternati sono di digiuno ma si consuma regolarmente nei giorni di non digiuno. In un giorno di digiuno, è richiesto di mangiare il 20-25 per cento del vostro normale apporto calorico (circa 500 calorie).

- **Il metodo 16/8 (noto anche come "approccio dei guadagni magri")**

Si tratta di digiunare per sedici ore al giorno e consumare tutti i Cals entro 8 ore. Le donne possono iniziare con digiuni di 14 ore e arrivare a 16 ore.

È anche necessario mangiare bene durante le ore di non digiuno, indipendentemente dall'opzione scelta. Non si ottiene la stessa riduzione di peso e gli stessi effetti sulla salute se si consumano molti cibi grassi e calorici durante le ore di non digiuno.

Alla fine della giornata, l'approccio giusto è qualcosa che si può gestire e mantenere nel tempo senza causare effetti dannosi per la salute.

Conclusione

Il digiuno intermittente è una forma di alimentazione che passa dal digiuno al mangiare. Non ti dice i cibi da consumare, ma piuttosto quando puoi mangiarli.

In questo modo, è più giustamente definito come uno stile alimentare piuttosto che una dieta nel senso comune. Il digiuno regolare per 24 ore o il digiuno di 16 ore due volte alla settimana sono due pratiche popolari di digiuno intermittente.

Il digiuno intermittente è uno dei fenomeni di salute e benessere più influenti al mondo in questo momento. Le persone lo stanno usando per perdere peso, rafforzare il loro benessere e facilitare la loro vita. I vantaggi del digiuno intermittente per la salute sono dovuti al miglioramento dei livelli ormonali, della struttura cellulare e dell'espressione genica.

I livelli di ormone della crescita umana aumentano mentre i livelli di insulina diminuiscono durante il digiuno. Le cellule del corpo alterano anche l'espressione genica e attivano processi critici di riparazione cellulare. Il digiuno intermittente aiuta a navigare sulle ripide montagne russe della menopausa. Se ti senti esausta, la tolleranza all'insulina o l'aumento di peso come conseguenza della menopausa, potresti voler fare un tentativo.

Il digiuno intermittente funziona su tutti i lati del calcolo delle calorie. Aumenta il tasso metabolico (calorie spese), diminuendo così la quantità di cibo che si consuma (riduce le calorie).

Negli ultimi decenni, il diabete di tipo 2 è diventato estremamente diffuso. I livelli elevati di zucchero nel sangue, nel senso di resistenza all'insulina, sono la caratteristica più evidente.

Qualcosa che abbassa la tolleranza all'insulina e protegge dal diabete di tipo 2 può aiutare ad abbassare i livelli di zucchero nel sangue. Il digiuno intermittente è stato trovato per avere benefici significativi per la tolleranza all'insulina e per provocare una diminuzione significativa dei livelli di zucchero nel sangue. Il digiuno intermittente ha dimostrato di abbassare la glicemia a digiuno dal 3 al 6 per cento e l'insulina a digiuno dal 20 al 31 per cento negli studi sull'uomo.

Il digiuno intermittente ha diversi vantaggi per la salute sia per il corpo che per la mente. Vi aiuterà a perdere peso e allo stesso tempo ad abbassare le probabilità di sviluppare il diabete di tipo 2, l'insufficienza cardiaca e il cancro. Può anche aiutarvi a vivere una vita più lunga.

www.ingramcontent.com/pod-product-compliance
Lightning Source LLC
Chambersburg PA
CBHW050743030426
42336CB00012B/1625